看護カウンセリング論
看護師による「カウンセリング事例」集

北島謙吾 編
執筆者：萩　典子・前川早苗・大谷　恵

学術研究出版

看護カウンセリング論 ◎ 目次

まえがき…………………………………………………… 4

序　章　カウンセリングの役割とコミュニケーション
　　………………………………………… 北島謙吾　7

第1章　摂食障害の女子高校生へのカウンセリング
　　………………………………………… 萩　典子　21

第2章　登校拒否の中学生をもつ母親へのカウンセリング
　　………………………………………… 萩　典子　35

第3章　行為障害で入院している男子児童の両親へのカウンセリング
　　………………………………………… 萩　典子　57

第4章　不安が強い気分障害のこどもをもつ家族へのカウンセリング
　　………………………………………… 前川早苗　69

第5章　自分の役割をなくしたうつ状態の主婦へのカウンセリング
　　………………………………………… 前川早苗　83

第**6**章 自分の存在に価値がもてない身体表現性障害患者の
　　　　看護カウンセリング ……………………… 前川早苗　97

第**7**章 自分に自信が持てない看護師のカウンセリング
　　　　…………………………………………… 大谷　恵　113

第**8**章 アルコール関連臓器障害患者のカウンセリング
　　　　…………………………………………… 大谷　恵　127

第**9**章 アルコール依存症者の妻に対するカウンセリング
　　　　…………………………………………… 大谷　恵　141

第**10**章 対人恐怖を訴える青年期女性へのカウンセリング
　　　　…………………………………………… 北島謙吾　159

おわりに……………………………………………………………　177

まえがき

　私がカウンセリングを知ったのは、看護学研究科の大学院生当時「看護教育学」のゼミで用いた「カウンセリング概論（伊東博、1972）」の小冊子からであった。この中でCarl Rogersの人間観やカウンセラーの姿勢、カウンセリングにおける援助関係などを学んだ。その後精神科での臨床看護を経て、関西カウンセリングセンターでカウンセリングを基礎から学び直し、さまざまなカウンセリング訓練や実習、研究会での研鑽などを経て、カウンセラー適任証を取得した。一冊の本と出会ってから15年余の年月が経過していた。

　そして阪神淡路大震災（1995年）では、大阪南港避難所や西須磨小学校の震災被災者の方に対し、微力ながらカウンセリング活動にボランティア参加した。そこでは、心にさまざまな傷を抱えた被災者に出会い、語られる気持ちや内容に自分自身が圧倒されながら、ひたすら傍に座って聴かせていただいた。私は、被災者自身の不安、苦悩、苛立ち、そして身内を亡くされた悲しみなどを気持ちが動揺しながらも聴いていた。そうすると何回目かの訪問で「今まで、泣きたくても泣けなかった。泣く場所も、泣くゆとりも無かった」と私の前で涙を流して語られたのが、今も胸に焼き付いている。その時私も自然と涙が込み上げて、被災者の方と一緒に泣い

た経験が生々しく残り、今日へのカウンセリングに対する思いに繋がっている。

現在所属の大学・大学院で精神看護援助論、コンサルテーション論などを担当し、講義・演習を通して学生にカウンセリングの魅力と難しさを伝えている。カウンセリングは「やってみなければわからない」という難しさを常に持ちながら、対象のカウンセリングニーズが高ければ「やってみる価値はある」と私は考えている。さらに、クライエントの気持ちを聴かせていただくことによって、カウンセラーは常に自己を揺さぶられ自己に対峙しなければならない。その積み重ねが自分の成長に繋がると信じている。

看護カウンセリング論における各事例は、大学院修了生の全面的な協力を仰ぎ、雑誌への連載を経て、やっと発刊に漕ぎ着く事ができた。本書ではカウンセリングの果たす役割から述べ、次いで、いろいろな看護カウンセリング事例を紹介しながら読者の方と共に学びを深め、本書を通じて自己理解・自己成長がはかれるなら幸いと考えている。

尚、各章のカウンセリング事例については、倫理的配慮および個人情報保護の観点から論旨に影響のない範囲で修正や改変を行っている事を申し添えておく。

カウンセリングの役割とコミュニケーション

京都府立医科大学医学部看護学科教授

北島 謙吾

カウンセリングの果たす役割

　本論でのカウンセリングとは、「クライエント（対象）が今まで気付かなかった自己の内面に目を向け、本来の自分の生命力・成長力を取り戻し、あるいは本来の人間性を回復し、さらには自己実現を促進できるように援助していくこと」を意味している。

　看護師は、今日高度な先進医療に伴うケア技術が求められているが、医療技術が高度になればなるほど、生身の人間である患者の心理社会面へのケア、さらには実存的かつ全人的なアプローチを実践する能力が問われてくるといえる。

　また、慢性疾患のように長期間あるいは一生涯病気を抱えて暮らす人は、病気やそこから生じる苦悩を自らどう理解し、引き受け、どのように向き合っていけるか、本人が看護師と共に病気の体験から何らかの意味を見出し、自己実現に向けて歩んでいけるなら、看護においてカウンセリングの果たす役割は限りなく大きいと考えることができる。

　本論でいうカウンセラーとは、「カウンセリングに必要な基本姿勢と専門知識を会得し、その姿勢と知識を基盤とした技術をもって、クライエントとカウンセラーの相互作用を通し、クライエント自身が本来自分の生命力・成長力を取り戻し、あるいは本来の人間性を回復、さらには自己実現に向かう手助けをする援助者」である。

カウンセリングとコミュニケーション

カウンセリングは、一般にクライエントとカウンセラー間のコミュニケーションを通した援助法といえる。そのため、まずカウンセリングのためのコミュニケーション一般の基礎知識を理解することが必要といえる。

コミュニケーションとは人が「相互に影響し合う過程」のすべてであり、人は生まれてから死ぬまでコミュニケーションを交わし続けるとされる。コミュニケーションを構成する要素には、①メッセージの発信者、②メッセージ、③メッセージの受信者、④メッセージのフィードバック、⑤コミュニケーションの状況がある（**図1**）。

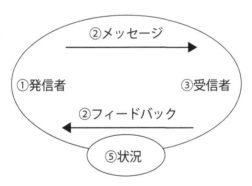

図1　コミュニケーションを構成する要素

コミュニケーションは自己を表現し何らかのメッセージを相手に伝達したり、相手との関係を取る手段でもある。その結果メッセージによって相手が影響を受けたり、相互の関係

が変化する事がある。そのためコミュニケーションは、クライエントとカウンセラー関係はもとより人間関係全般においても重要な役割を担う。

　さらにコミュニケーションには、言葉による「言語的コミュニケーション」と、表情や態度・振る舞いなど言葉以外の「非言語的コミュニケーション」がある（**図2**）。人がやり取りするメッセージの大半は非言語的コミュニケーションが占め、対人関係では特に非言語的コミュニケーションが重要な働きをする。カウンセラーはクライエント（対象）の言葉として表現されない非言語的な表情や視線、振る舞い・態度、声の調子などからのメッセージを敏感に感じ取り、クライエント（対象）の真の気持ちをくみ取る技量が求められる。そのためには、カウンセラーが効果的なコミュニケーションの理論と技術を身につけることが援助の基本となる。

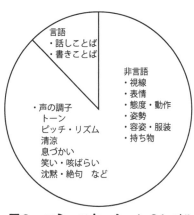

図2　コミュニケーションのレベル

効果的なコミュニケーション

クライエント（対象）に向き合い人間性豊かなカウンセリングを実践するためには、効果的なコミュニケーションを欠かすことが出来ない。コミュニケーションの構成要素からクライエント（対象）の問題、カウンセラーの課題、場の状況などを考えると、以下の点が重要となる。

①メッセージ（発信者）の問題

クライエント（対象）は一般に不安や悩みを抱え、それらを具体的に伝達出来なかったり、言語と非言語のメッセージが一致しない等の何らかのコミュニケーション障害を抱えていることがある。したがって、カウンセラーはその様なメッセージを敏感に受信し、クライエント（対象）にフィードバックする中で本当の訴えを明確化*・焦点化*していく技量が求められる。

　*明確化とは、あいまいな内容をより具体的に聴くためのフィードバック
　*焦点化とは、あるテーマ部分に焦点をあて、より詳細な内容を聴くためのフィードバック

② カウンセラーの受け止め（受信者）の課題

人間は各自が自分の価値基準、思惑、期待などをもって、相手のメッセージを無意識に歪曲（偏見・見落とし・誤解）して受け止めてしまう傾向にある。カウンセラーがこれらの歪曲が全くない白紙の状態でクライエント（対象）のメッセージを受け止め・傾聴することは理想的であるが、現実には難

しく不可能とさえいえる。

そこでカウンセラーがクライエント（対象）とのコミュニケーションにおいて、「その場、その時に」気付き、感じた感覚・感情を大切にして意識化し、率直・明瞭しかも適切な表現でクライエント（対象）にフィードバック（感情の反映）できる技量が重要となる。

　＊感情の反映とは、相手のメッセージに込められた思い・感情を、カウンセラーが適切に表現し直しフィードバックすること

③カウンセラー自身の自己理解

クライエント（対象）や家族など他者を理解するには、まず自己のコミュニケーションの傾向を知るなどカウンセラー自身の自己理解を深める必要がある。カウンセラーが自己理解を深めクライエント（対象）や家族との有効なコミュニケーションを実践するためには、自己に生じた感情や感覚に気付き可能な限り明確にし、それに出来るだけ一致した言動が行えるように訓練を積み重ねていくことが重要と考えられる。

自己理解を深める第一歩は、クライエント（対象）とのコミュニケーションの過程を逐語録やプロセスレコードなどで振り返り、自己の言動の背景となった思考・感情を開示し見つめ直すことである（自己洞察＊）。この様な作業は普段気付かない自己の内面に生じた反応を吟味するため、自分の嫌な一面をさらけ出すことにもなり苦痛を伴うことがある。

　＊自己洞察とは、他者とのコミュニケーションで生じた自己の言動と、その背景となった思考・感情をオープンにし（開示）、振り返って吟味すること

一方、それを乗り越え自己の内面を吟味・洞察していければカウンセラーの人間的成長が期待できる。自己洞察を深めるには個人の努力ではおのずと限界があるため、スーパーバイザーなど第三者からの指導や助言が不可欠といえる。

④コミュニケーションの状況

コミュニケーションを行う場の状況は、コミュニケーションの過程に影響を及ぼす重要な要素といえる。まず、静かで落ち着ける雰囲気の場が理想的であろう。しかし臨床では、クライエント（対象）の状況や病棟の構造などにより必ずしも十分な場を確保できない場合もある。

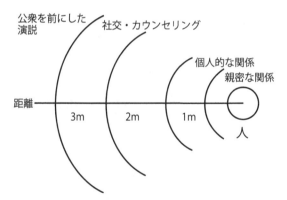

樋口康子他監：新臨床看護学大系，精神看護学Ⅰ，p.74，1986 より作図

図3　コミュニケーションと対人的距離

クライエント（対象）との位置関係・距離（物理的状況）は、関係の親密性（心理的距離）を示唆するといえる。コミュニケーションを図るには、お互いの距離は約3m以内が適当とされ、その距離が縮まる程、より個人的で親密な関係に近づくといえる（**図3**）。さらに、お互いに向き合う位置関係もコミュニケーション過程に影響を及ぼすため、関係性やコミュニケーションの意図によって、相互の位置関係を十分考慮することが必要である（**図4**）。

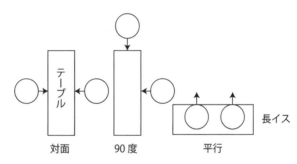

図4　コミュニケーション場面での位置関係

　面会室などではテーブルを挟んで対面すると自然と一定の距離が取れるが、臨床現場ではベッドサイドやデイルームなどの場に応じて、直角に面する90度法や同じ長椅子に腰掛ける平行法などを臨機応変に用いることが求められる。

病気を抱えた対象とのコミュニケーション

　人は疾病に罹患すると、医療現場では「患者」と呼ばれ「〇

△病の患者」としてレッテルが貼られて扱われる傾向にある。しかし患者や家族の側から見ると人それぞれが個別的であるように、病気によって生じる不安や苦痛も一人一人異なって独自なものである。したがって、患者や家族に対するアプローチもその個別性、すなわち個々の「在りよう」を尊重する必要がある。

一方、看護師は患者への身体的、心理社会的、実存的な全人的アプローチを実践することが求められ、そのための身体面へのケア技術と供に心理面への（カウンセリング的）な援助が必要とされている。これらのことから、患者とのコミュニケーションでは「個別な病体験から生じる独自な不安を抱えた、△○さん」として認識し関わることが求められる。

コミュニケーションにおける倫理的配慮としては、看護師が知り得た患者などのプライバシー情報の守秘義務は必須である。一方、プライバシーの守秘義務はあっても、生命・安全に関わる重大な情報は、可能な限り本人の同意を得て第三者に迅速に伝達して最悪の事態を回避することも必要である。

治療的患者－看護師関係とコミュニケーション

患者と円滑で効果的なコミュニケーションを展開するためには、信頼関係を基盤とした治療的関係を形成していくことが大切である。治療的患者―看護師関係の目標は、患者の目標達成および成長を促すことである。

換言すれば、患者にとっての「自己実現に向かう過程」を専門的な援助関係によって促進することである。それは、患者が病気を自らの体験（現実）として受け入れていく過程を尊重し、必要な時には病の体験からも意味を見出していけるように援助することといえる。患者が病気やその苦悩をどう引き受け、どのようにそれと向き合えるかは、まさに患者一人一人独自で千差万別である。治療的患者―看護師関係の過程には、最初の出会い、信頼関係の形成、目標の共有、関係の発展、そして終結がある。出会いの段階では、偏見を持たず「ありのまま」の患者を独自な一人の人として尊重し受け入れることが理想である。そのためには、看護師が患者の訴えを全面的に傾聴し、感情や気持ちを十分汲み取るような関わりが求められる。その様な関わりを積み重ねていくと、やがて患者は看護師に信頼を寄せるようになるといえる。

　信頼関係が形成されてくると、看護師が提供するケアや必要な情報を患者は安心して受け入れることが可能となり、関係はさらに発展することが出来る。患者が自ら病の体験を受け入れて、自己の人生経験に統合していくことは、大きな目標として互いに共有できる。関係の終結は、共有された目標が達成され、あるいは患者が退院できる条件になった時になされるのが理想的である。しかし、現実には治療の中断や転院など、突然に関係を終える事態が訪れる場合もある。終結では今までの関係を振り返り、相互に気づいた点や感じた事を率直に述べ、可能な限り感情を分かち合えること（共有）

が望まれる。さらに、残された課題があれば率直に伝え合う。

患者の家族との治療的関係とコミュニケーション

　看護師は患者のみならず、その家族も看護の対象として理解し援助していくことが求められる。患者の家族を理解し支えることは、患者の看護にとっても不可欠な要素といえる。

　患者・家族は互いに影響を及ぼし合うシステムとして捉え（**図5**）、家族メンバーの関係性および看護師との関わりから、必要に応じて家族をアセスメントし援助していくことが大切である。家族メンバーの一人が病気になり入院することで、今まで保たれてきた家族システムの均衡が崩れ、家族メンバーそれぞれが情緒的混乱に陥ることも予測される。したがって家族メンバーへの情緒面のサポート、すなわち看護師が患者の入院による家族の不安や苦悩、不満などを十分に傾聴し、共感的に受け止めていくことが大切である。そのことによって、家族自身が看護師から受容されていることを実感・体験でき、さらに患者の治療・看護への良き

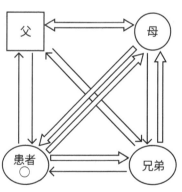

（矢印は関係の強さ・影響力を示す）

図5　家族をシステムとして捉えた関係図

理解者となりうる。家族自身が他者から受け入れられる体験なしには、患者の気持ちを受け入れることも出来ないといえる。

　また家族内のキーパーソン、すなわち患者から信頼され患者への影響力をもつ家族メンバーに対し、看護師が良好な関係を形成すべく治療的なコミュニケーションを図ることは特に重要な援助である。そのために、家族構成から家族メンバーを知り、家族メンバー間の関係性やキーパーソンを把握することが求められる。看護師の説明や指導を患者が容易に受け入れられない場合、看護師はキーパーソンへの働きかけを通して、間接的に患者に伝え理解を得ることも大切な援助といえる。家族メンバー個々から得たプライベートな情報は、本人の同意なしには他の家族メンバーには一切漏らさないことが原則である。家族メンバー個々の気持ちは、外部から推し量れない程デリケートで複雑に交錯していることも多い。治療・看護上他の家族メンバーと共有すべき情報は、本人に理由の説明と同意を得た上で互いに共有化がなされることが重要である。

ベッドサイドでの治療的コミュニケーション

　面接室やデイルームに容易に出掛けられない患者に対し、ベッドサイドで効果的なコミュニケーションを図ることは、患者に気持ちの落ち着きや安らぎをもたらすことが可能といえる。患者の状態や安静度（体位）、状況（環境）に応じた

適切な位置関係、コミュニケーション内容、および時間（時間帯）を判断することが重要である。

ここではベッドでの半座位が可能な患者を例に、治療的なコミュニケーションについて述べる。まず、看護師は患者が楽に視線を合わせることが可能な高さ・方向に自分の位置を定めることが大切である（**図6**）。

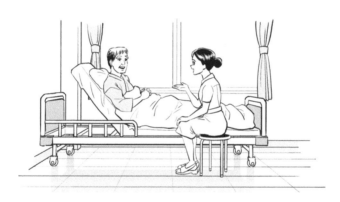

図6　ベッドサイドのコミュニケーションの位置関係

ベッド周辺にスペースが確保され、短時間でもイスに腰掛け落ち着いた雰囲気で患者に対面し、コミュニケーションを図ることが理想といえる。個室であれば他者の存在も気にならないが、相部屋であればプライバシーを尊重するため、カーテンを引くなどの配慮は欠かせない。ベッドサイドという限られた環境であっても、ルーティン業務の合間や昼食後の一時など患者とのコミュニケーションに最適な時間帯を考

慮して患者のニーズに応じて積極的に関わることが重要といえる。

治療的コミュニケーションの目標は「感情の分かち合い」が主になるが、患者との関係の段階や目的に応じてコミュニケーションの密度も内容も変化するものである。コミュニケーションがどのような段階や目的であっても、看護師は一貫して「大切な、かけがえのない一人の人として尊重している」というメッセージを患者に発信し続けることが治療的なコミュニケーションにおいては必要である。

さらに、時間が十分に確保できない場合であっても、看護師は落ち着いた丁寧な口調で語りかけることが、患者に安心感とひいては信頼感をもたらすことが出来るといえる。

参考文献
- 溝口・箕口編集：医療・看護・福祉のための臨床心理学，培風館，2001
- 広瀬寛子：看護カウンセリング，医学書院，1994
- V・E・フランクル：それでも人生にイエスと言う，春秋社，1993
- 飯田，見藤編：ケアの質を高める看護カウンセリング，医歯薬出版，1997
- 中村伸一他：家族療法の基礎，金剛出版，1993
- 樋口康子他監修：新臨床看護学大系・精神看護学Ⅰ，医学書院，1986
- 川野編集：こころのケア Q&A，看護カウンセリングの進め方，JJN スペシャル 57，医学書院，1997

Case 1

摂食障害の女子高校生へのカウンセリング

四日市看護医療大学精神看護学教授
萩 典子

はじめに

　摂食障害という言葉は最近ではマスコミに頻繁に取り上げられるようになるなど、この病気に対する理解も徐々に広がってきている。摂食障害で入院治療を受けているこどもの多くは、様々な要因によって心のバランスを崩している状態である。実際の摂食障害の入院治療においては精神看護の重要性は認識されているものの、体重管理や栄養管理などの身体管理が中心的になっている場合が多い。しかしその中でカウンセリングなどの積極的な介入によって、十分に患者の思いを聞いていくことが必要である。

　今回筆者は、公立病院の小児科病棟で摂食障害で入院治療を受けている女子高校生へ3ヶ月間で8回のカウンセリングを行った。以下では、その症例とカウンセリングの経過を報告し、カウンセリング過程を振り返ってみたい。

I. カウンセリングの実際
1. クライエントの背景

　クライエント（以下 Cl と略す）は18歳の女子高校生で、高校2年生の秋から小児病棟に摂食障害で入院していたが、高校卒業と同時に退院し、現在は保母を目指して短大に進学した。高校1年生の冬頃より、クラスメートのいじめが始まり、ダイエットが始まった。Cl が高2の秋に母親が白血病の診断を受け、それ以降過食がひどくなる。その頃より心身

クリニックに通院していたが、体重が30kgをきり、クリニックより入院治療をすすめられ、小児科病棟へ入院していた。

父親と妹と3人で暮らしている。父親はClが小学5年生の時から5年間家出していた。食品関係の営業をしている。母親は専業主婦であったが、父親が家出してからはパートで働いていた。約1年前に白血病の告知を受け、入退院を繰り返していた。元来気丈な母親であったが、発病後からClに依存し、Clが相談相手になっていたという。Clが高2の秋から状態は悪化し、入院治療を受けていたが4ヶ月前に死亡した。妹は5歳年下であり、父親からも母親からもかわいがられたという。かわいがられている妹に対してはうらやましいと話している。

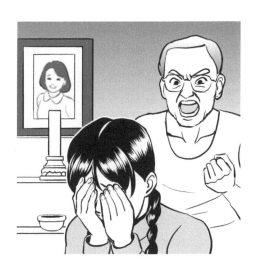

2．カウンセリング過程

(1) 初期：1回目～2回目

1）カウンセリングの目標及び方向性
- 良好な治療関係を結ぶ。
- 摂食障害と対人関係の流れとの関係について検討する。

2）カウンセリングの要約

　Clは、少し痩せてはいるが表情は豊かであり、明るい印象であった。こちらの問いかけに対し活発に答えた。1回目の面接では、父親と母親について、ダイエットを始めたきっかけについて語った。両親はClが小学校5年生の時に別居したが母親の発病をきっかけとして、高校1年生の時から再度一緒に暮らし始めた。母親の病状の悪化と共に、Clの生活は家事を母親に代わって担うなど変化した。それに伴うかのようにClのダイエットが激しくなっていった。拒食の他に過度の運動や下剤の乱用を行うようになった経過について一気に語った。母親に対して問うと母親の病状が悪化していく過程について語った。母親が病気になったのは自分のせいであり、母親がどんどん悪化し変わっていく姿を見るのが辛くて見舞いに行けなかったことなどを語った。母親への悲哀が摂食障害と関係していることが示唆されたため、母親の話について語られることを傾聴していった。父親については、こどもの頃に抱いていた恐い父親のイメージが残っており、未だに恐怖感を抱いていること、そして現在は優しくしてく

れ、父親に気に入られたいと思っていることが明らかになった。父親に対してはアンビバレントな感情を抱いていた。2回目では、父親に対し2つの気持ちを持っていることは辛いので、今の優しい父親について話し合っていきませんかとカウンセラー（以下 Co と略す）の感情と考えを伝え、Cl に提案した。Cl はそれを快く受け入れた。父親の話題に関しては、意図的に過去ではなく現在の優しい父親に焦点が当たるように話を聞いていった。現在は拒食から過食に移行しており、「精神が不安になってくると食べたい、いろいろなストレスが重なってくる」と語った。Cl のストレスになるものが何かを焦点化していく必要があると考えてその内容について聞いていった。

[第2回カウンセリング（Co および Cl の後の数はカウンセリングの逐語録番号）]

（入院患児とのトラブルや思いについて20分ほど語る）

Cl. 9　でもさ、なんで喧嘩になったのか、訳わからなくなってきた。前だったら、なんでも自分のせいて思ったけど。お母さんの病気のことも全部自分のせいにしたし。環境を変えるべきだと思う。私は環境変えて、学校も転校して、家も暗いところと思ってたし……。

Co. 9　そう。家は暗いところ？

Cl.10　お父さん恐くて、何怒るんだろう。嫌われている、

嫌われるって。パニックになっていくみたい。

Co.10 そう、私ね、Cl さんはお父さんに対して二つの気持ちを持っていると思うの、お父さんが恐いということと、お父さんは優しいということ。

Cl.11 うん。そう思ってる。

Co.11 それでね、二つの気持ちを持っていると辛いね。

Cl.12 うん。辛い。

Co.12 だから、今のお父さんについて一緒に話し合っていこう。

Cl.13 うん、そうなんだ。うん。

Co.13 今のお父さんはどう？

Cl.14 うん。今はおもしろい。今はやっと5年の穴が埋まってきた感じ。この前おじいちゃんや、おばあちゃんともめて。私がキレてけんかになった。そしたらお婆ちゃんも泣き出して、おじいちゃんも、ぐるになって、私もボロボロ泣いて……。昔のお父さんならキレてた。お父さんが私のこと思って、おばあちゃんらにごめんて謝ってくれた。

Co.14 お父さん頼もしいね。

Cl.15 うん。お父さんもいっぱい、いっぱい、仕事もきついし、仕事も一時は辞めるまで言ってたけど、思いとどまったし。

Co.15 そうなんだ。今は Cl さん、家のごはんは作ってるの？

Cl.16 お前はもうしんどいから作らなくていいって、スー

パーで買うか、食べに行くか、時々鍋をお父さんが作ってくれる。洗いものくらいかな。
Co.16 そう。それくらいは負担じゃない？
Cl.17 うん。前からしてたし、前はどうしていいかわからないし、遠慮してたし。
Co.17 そう。今はお父さんに言えるの？
Cl.18 うん。恐いイメージから変わったかな……。恐いからクヨクヨして、でも恐くない人かなって思い始めた。優しい面見せてくれると、あーなんていうか、嬉しい。こんなふうに思ってくれるんだ。いっぱい言ってくれる。信頼してもいいんだ。
Co.18 そう、そんなふうに感じているんだね。
Cl.19 うん。

(2) **中期：3回目〜5回目**

1）カウンセリングの目標及び方向性
   - 母親に関することと、父親に関する話題を話し合えるように助ける。
   - 現在の重要な関心事について傾聴し、Cl の思いを受けとめ保障していく。
   - ストレスと感じることを焦点化する

2）カウンセリングの要約

3回目では志望校が不合格になったことが判明した。会ったときには混乱していることが伺えた。「残念だったね」と

言葉をかけるがそれに対して、病棟の男子グループとの行き違いについて話し出した。それに関しても傾聴していった。また、Clは、最近入院したTさんのことが気になると話した。Tさんは完璧であり、嫉妬してしまうと自分の感情を述べた。この時には男子グループとの行き違いやTさんの入院、受験の失敗でClは混乱した状態になっていた。男子グループに対しては話し合いの場を持てるように、看護師に相談してみようと一緒に解決策について考えた。その後試験の話になり、父親の話も含めながら進学について情報を一緒に整理し、就職ではなく進学したい希望があることと、学部についても話し合った。まだ、この段階では変化や刺激に対して不安定な状態になり、それをコントロールするために過食に陥ってしまう可能性が強いと考えられた。したがって、Clが気になっているストレスと感じる状況や問題について傾聴し感情表現を促していった。4回目では母親に関して、納骨、法要、仏壇を買ったことなどを語った。Coはそれに関し「きちんと、おまつりされたんだね」と答え、肯定的なフィードバックを行った。それらの様子から喪の仕事は進んでいると感じられた。自分がこどもの頃から母親に甘えずに、誰にも頼ってはいけないと思いながら過ごしてきたことをCLは話した。

恋愛問題についても語り、いつも誰かを捜していてすぐに関係ができてしまうこと、満たされていないこと、自信をもちたいことを語った。話しながら、こんなことを考えられる

ようになったのは、少し余裕がでてきている、話をすることで徐々に自分自身で気持ちを整理することができ、かなりすっきりできると自分を振り返った。

[第5回カウンセリング]

Cl.18 私が5歳の時に妹は生まれて、妹だけ……。それから親に頼ったらいけないって。その時からずっと我慢していた。

Co.18 そう。5歳の時からずっと我慢してきたんだね。

Cl.19 うん。そうかな。それで私って、男好きかな？

Co.19 男好き？　男好きと思ってるの？

Cl.20 すぐつき合うよ。いっぱいいるよ。

Co.20 そう。今も？

Cl.21 そう、そうかな。私いつも誰か捜してる。自信を持ちたい、そう思うの。変？

Co.21 変じゃないよ。自信をもちたいの？

Cl.22 男いるんだよってみんなから……。満たされていない。

Co.22 満たされてない。

Cl.23 うん。それで、すぐに関係ができてしまうの。これでいいのかーと思ってすごく疲れる。

Co.23 結びつきがあると、安心するのかな？

Cl.24 うん。その時は。一人になるとどうしようかなって。どうしよう、どうしようって思っちゃう。ここで話

をするとすっきりする。お父さんにはこんな話できないから、変？
Co.24 ううん。変じゃないよ。
Cl.25 そうそう。そうだよね。拒食の時はいっぱいためこんで苦しかった。吐き出したらかなりすっきりした。
Co.25 うん。そうだね。たまったら吐き出したらいいね。
Cl.26 うん。

(3) 終結期：6回目〜8回目
1）カウンセリングの目標及び方向性
- 終結について話す。
- 重要な関心事について傾聴し、Cl の思いを受けとめ保障していく。
- 振り返り。

2）カウンセリングの要約

6回目の面接の日を Cl は忘れていた。後日、病棟(びょうとう)を通じて Cl から電話があり、短大に合格したこと、自動車学校へ通い始めたことを聞いた。非常に元気であり、この時点でカウンセリングの終結を含めて Co の積極性を減じ、Cl を見守っていけばよいと感じた。

7回目は受験から解放されたこと、現在父親と今度買う車について話をしていることを嬉(うれ)しそうに話した。父親に関しては肯定的な見方をしており、以前の恐い印象に関しても明るく過去のこととして語っているようであった。今は気に入

られようと思わず、自分の好きなように過ごせると話した。過食についてはコントロールができるようになっている。以前のことを振り返り「あの時は異常だった、あんな思いはするのは嫌だから」と話した。また、偶然会った友だちから太ったと指摘されても、気にしていないこと、以前だったら落ち込んでいるが、今は前とは違うことを話した。冷静であり、Clの健康的な力が強まったことを感じた。母親に関しては「もう、死んだんだと思っている。一生懸命やったし、お母さんのためにも一生懸命やろうと思っている」と語り、自分自身への否定的な気持ちから肯定的な感情へと変化していったと考えられる。あと1回で終結であることを伝えるが動揺はなかった。Clは将来の生きていく目標をもち、希望を抱き生きていこうとしていることが推測され、今後おきてくる様々な問題に対しても、何とかやっていくことができるという力があることを感じた。母親の死を受け入れ、父親を肯定的に見ることができ、父親を頼りにしていっていいという感覚が高まり、安心していることが伺えた。この時点でターミネーションを行うことを判断した。8回目はターミネーションで病棟へ訪ねたが、Clも退院が決まり最後のクラブ活動の応援に出席していた。短い時間であったが入院や面接の経過を振り返ることができた。新しい車を父親に買ってもらったことを嬉しそうに話し、リボンで編んだ髪を「見て、見てかわいいでしょ」と見せてくれた。頑張り過ぎはいけないことを伝えると、「辛いことは言うよ」と明るく答えた。握手

をしてターミネーションを終えた。

3．カウンセリング過程の振り返り

　以上の過程を振り返ると、第1回目からClは父親に関する対人関係上の役割をめぐる不和、母親に関して悲哀という領域に問題を抱えていることが考えられた。このテーマに添いながらカウンセリングをすすめてきた結果、Clは新たな目標を持ち、過食という行為はなくなっていったことにつながったと考えられる。またClにとっては日常繰り広げられる生活そのものの対人関係がストレスフルなものであった。したがってClが語る、今話したい出来事や思いに添って、時間をかけて傾聴していくことが重要であった。Clは混乱

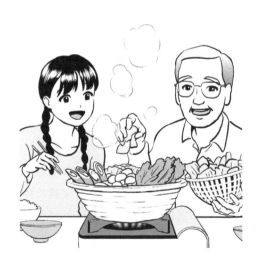

して何が今自分に対して問題となっているかがわからず、それによってさらに不安が増していくパターンがあった。それらをていねいに焦点化し、その思いに共感を示し、問題解決にむけてともに話し合うことが効果的であった。それによってClは自ら自分の思いを整理しカタルシスを得ることができた。カウンセリングは、Clの摂食障害が緩和されることが目標ではあるが、それを維持している状況を受け入れ、心のバランスを崩した結果、それに適応しようとした適応行動が拒食や過食であるという視点をもつことが重要であった。つまりClは困難をきりぬけ問題を解決するために欠かすことのできない内的な資源や能力を持っているということである。拒食や過食を維持させている複雑に絡み合った問題のすべてを明らかにすることは不可能ではあるが、今ここでClが直面している生活上の出来事に誠実な関心をよせることはできる。またカウンセリングを通して、CoとClの相互作用の中で、新たにClが今までとは異なる対人関係や物事の考え方についても学ぶことを援助でき、Clの本来もっている力を生み出していく援助が可能である。

文　献

1) 星野仁彦他：摂食障害の診療ストラテジー，新興医学出版社，1996.
2) 花田雅憲他：児童青年期精神障害，中山書店，1998.
3) クラーマン他，水島広子他訳：うつ病の対人関係療法，岩崎学

術出版社,1997.
4) バーバラ・マクファーランド著,児島達美監訳:摂食障害の「解決」に向かって,金剛出版,1999.
5) フリップ・バーカー,山中康裕他訳:児童精神医学の基礎,金剛出版,2001.
6) 水島広子:「やせ願望」の病理,PHP研究所,2001.
7) 水島広子:対人関係療法(IPT),精神療法,23(1),25-32,1997.

登校拒否の中学生をもつ母親への カウンセリング

萩 典子

はじめに

近年、青年期のひきこもり、不登校のケースは増加の一途をたどり、社会問題にまでなってきている。ひきこもりや「不登校」は、「家族の甘やかし」「家族内の見えない葛藤の反映」「幼児期の不適切な対応」などと理解されたり、「わがまま」「あまえ」などと批判的な目を向けられることが多い。

「不登校」のこども及び家族を一面的に理解するだけではなく、「家族」を一つのシステムとしてとらえ、家族員の関係性および治療者との関係性から家族をアセスメントし、介入していく必要性が大きくとりあげられている。患者の家族との接触を持つことは患者のケアにとって必須の要素である。家族の起こす現象を絶対的なものとしてとらえるのではなく、関係性によって変化するものとしてとらえていくことが重要であり、情緒的な問題が生じている環境に焦点を当てていくことが必要である。

今回、入院治療を受けている女子中学生のひきこもり・登校拒否のケースに対して、患児の母親へのカウンセリングを行った。このカウンセリングの経過を以下にまとめる。

I. カウンセリングの実際
1. クライエント（以下母親と略す）の背景

患児（以下IPと略す）は中学3年生女子で、ひきこもり・不登校で約1年前から入院中である。小学校時代は特に目

立った問題もなく、登校していた。中学校へ入学してから、中学や友人になじめず、入学後すぐに不登校気味となり、2学期からは全く登校できず、自宅に引きこもるようになる。昼夜逆転した生活となり、生活リズムも乱れ肥満が目立つようになった。姉も中学時代は不登校になったことがある。クリニックに受診していたが、改善が見られず紹介されて入院となる。入院後はなかなか部屋から出ることができなかったが、現在では同室の友人もでき、分校へ通っている。グループ活動へも参加することができている。母親は6人姉妹の末であり甘やかされて育てられたといい、現在は専業主婦である。父親は4人兄弟の末で、現在は会社員である。母親から見て父親はIPに甘く、姉から見れば両親ともにIPを甘や

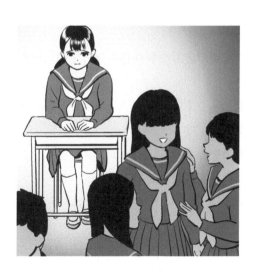

かしている、父親から見れば母親は姉をかわいがっているという。IP は母親は姉をかわいがっていると感じていると母親はみている。

2. カウンセリングの構造
　本事例のカウンセリングは IP の母親に対して家庭訪問を行い、1 週間から 2 週間に 1 度の割合で、1 回 60 分のカウンセリングを行った。期間は 5 ヶ月間で計 10 回である。

3. カウンセリング過程
(1) 第 I 期 (1 回〜2 回)
1) 面接の目標及び方向性
①母親とのジョイニングを達成し、ラポートを確立する。(基本的傾聴)

　今までの家族の苦労や取り組みを肯定的に捉えるように心がける。

　温かく親しみやすい声の調子、尊敬と、関心をこめた受容的な態度を心がける。

　母親に歩調を合わせる(ペーシング)。

②到達しようとする目標を定める。
- 家族は何をどのように解決したいのかをまず明確にする。
- たとえばなぜ不登校が生じたのかを論じあう家族の「原因究明」の内容にはとらわれないようにする。

③母親の感情表出を促す。

2）カウンセリングの要約とアセスメント

母親は、ひきこもりに関して、どうしてそうなったのかというよりも、なるべくしてなったと感じている。本人の体験を"わかりすぎてしまう"ことから、子どもを追い詰め、傷つけてしまってはいけないと感じている。その結果、当たらず障（さわ）らずの関係をとってしまい、本人の言う通りに行動してしまう傾向があることが推測された。また母親に将来への不安や無力感があることが推察できた。

学校へ行きたがらなくなった当初には、原因の多くが学校側にあると感じ、学校や担任教師に相談へ行ったが、自分の真意が伝わらなかったこと、親身に相談にのってもらえなかったこと、担任教師への不満から、中学に対し不信感をもっていることが明らかになった。入院に関しては、母親が自ら望んで積極的に行動したわけではない。現在でもIPを入院させたことについて、自責の念と入院させてよかったというアンビバレントな感情が混在している。

母親の今、望んでいることを問えば、自立・独立という言葉が強調された。父親も同様にこどもたちが一人で生きていく力をつけて欲しいと願っているという。しかし、自立して欲しいと思いながらも、守ってやらなければいけない、というような状態である。また目標が非常に現状と遠く、そのためIPに起きている変化を認知してはいるがなかなか肯定的

に評価することができないと考えられる。また、生活のなかで、家族としていかに IP を支えるか、励ますのか、いかに対応していくのかという認識は薄いと考えられ、現段階では意図性は低いと考えられる。

　母親自身、自分の子育てについて何らかの不安や自信のなさをもっているがそれが何であるのかは現時点では明らかではなく、明らかにする必要がある。

　今後は長期目標に向かうための短期目標を具体的に話し合う必要がある。また、IP の入院にまつわる母親の気持ちを引き続きていねいに聞くこと、家族や母親を肯定的に支持していくことも重要である。家族が IP のひきこもり・不登校に関してとらえ方を変化させること、家族自身が考え方を変化させて、変化を起こせるような積極的な介入を行っていく。長期外泊を控えているこの時期に、具体的に情報や教育を提供していくことで家族が出来ることを提示し、家族で IP を支えていくという認識を強化する。

[第1回カウンセリング（母およびカウンセラーの後の数はカウンセリングの逐語録番号）]

挨拶の後、カウンセリングを心待ちにしていたことを話される。

母1　あの子はだいぶ変わりました。春休みに帰ってきたときも、犬の散歩で、外へ出られるようになりましたから。前は全然でしたから。でも、家に帰るとど

うしても生活がね、乱れるというか……、夏休みは長いから、今までの生活を維持できるかどうか、私がしっかりしていないから。つい、離れているから、多めに見てしまうんです。私がちゃんと生活させてやれるかどうか、前と同じパターンになるんじゃないかって思うんです。

Co.1 ご心配されているのですね。

母2 ええ。あの子は夏休みには退院して、少しずつ慣らしていくと、自分ではそのつもりでいるみたいなんですけど。自分が思ってたとおりにできなかったときのショックも大きいと思うんです。

H2 そうですか。

母3 でもあの子も随分変わりましたから。家へ帰って来たときも、みんなでご飯食べたり、一緒に買い物へ出かけるようになりました。

H3 以前は違ったんですか？

母4 ええ。前は本当にひきこもりでした。ご飯も自分の部屋へ持っていって一人で食べていたし、家族で出かけるときも「自分は留守番している」と全然家から出ませんでした。

H4 そうですか。変化が出てきたんですね。

母5 ええ。小学校の時は、何も問題なかったです。集団登校もしていましたし。中学に入ってすぐに、友だちがいなくて、それにあの子の学年は女の子が少な

くてね。同じクラスにも仲のいい子がいないし、また担任の先生も独身で男の先生でしたから。

H5　そうですか。いろいろなことが重なったんですね。

母6　はい。それに担任の先生が子どもの心理というものをちっともわからない先生で、子どもも育てたことがないし、信念を持っていてね、最初から「好きなもの同士で座れ、好きなもの同士で班になれ」とやったのです。あの子は自分からできる子じゃありませんから、結局あぶれてしまって。つまずいたのですよね。あの子は自分から人によっていけないのです。自分ではできないのです。先生に訴えに行きましたけど、先生はずっとその方法でやってきて、それでよっかったと思っているんです。先生には全く通じませんでした。

H6　お辛かったですね。

母7　（涙ぐんでいる）ええ。私が甘やかしているんでしょうか……。あの子は自分から何かしようって言えないんです。でも人が誘ってくれればできるんです。

H7　そうだったんですか。

母8　はい。あの子は人の目をすごく気にするんです。人と違うことは絶対にだめで、自分のことを言われているのを聞くとすごくショックなんです。入院は1年生の3月にすすめられました。けれど2年生になったらまた学校へ行くと言って4月は行ったん

です。先生に2年生は仲がいい子と一緒にしてもらえるように頼みました。一応してもらって、でも担任の先生は同じだったんです。仲のいい子もあの子ばかりが友だちではありませんから、話すことは話しても、他の友だちもいますから……。結局クラスでポツンとなってしまって、2年生の中間テストが終わってからは全くいけなくなってしまいました。

（中略）

H10 そうですか。IPちゃんが学校へ行かなくなったとき、お母さんはどうしていたのですか？

母11 最初はたいがい、言いました。行くように言いました。手が出たこともありました。でももうやめました。何も言わなくなりました。

H11 そうなんですか。

母12 はい。ある時からやめたんです。

H12 ある時から？

母13 はい。きっかけはたたいても何をしても行かないんです。たたくことはもう嫌だったし、自分も傷つくし、部屋へ起こしに行って、それでだめなら引き下がって下で待機していました。

（中略）

母39 はい。でも今は入院させてよかったと思います。最近は中間テストがとても成績がよかったみたいでとても嬉しそうでした。自分ができたと思えることは

あの子にとって大事なんでしょうね。
- H 39　そうですね。私もそう思います。お母さんはIPちゃんに何か望んでいることはありますか？
- 母 40　やっぱり、自立ですね。自分の力で生きていって欲しいと思います。独立して生きていけるようになって欲しいと思います。お姉ちゃんもですけど。
- H 40　そうですね。今後どんなふうにやっていけばいいか、一緒に考えていきませんか？　私もお手伝いしたいと思っています。
- 母 41　はい。ありがとうございます。お願いします。

(2) 第Ⅱ期（3回～6回）

1）面接の目標及び方向性

1）－1（3回目）

①母親の子育てに対する不安を焦点化する。

②具体的にIPの外泊時の生活の仕方を話し合う。

③IP、姉を含め、母親の対応の仕方について、話し合う。

1）－2（4・5回目）

①生活の仕方を具体的に相談し提示する。（指示的）

②試験登校に関して。

- 情報を母親と一緒に集める。
- 予定を立てる。
- 情報を整理する。

③筋道をたてて状況や情報を整理していくことで、母親の不

安を軽減する。

1）-3（6回目）
①生活に対する具体的指導。
② Co が感じたことを表現していく。（解釈）

2）面接の概要とアセスメント

　試験登校の準備段階から、母親の不安が大きく、学校や教育委員会の対応の一つ一つに大きく揺れていた。夏休みの長期外泊にむけても不安が大きく、実際に IP が外泊したときに見せたイライラした様子にも母親は過敏に反応していたことが伺えた。そのような状況で、Co が、母親と一緒に準備や情報を整理したり話し合うことで、母親の緊張はとれていった。また、心配するあまりネガティブな感情が大きくなっていたが、次の段階への準備というポジティブな感情が生起された。

　最初の面接の時から、夏休みになって IP が自宅で過すことで IP の生活リズムの乱れを心配していた。また、母親は「自分は甘い」と語っており、そのせいで様々なことにうまく対処できないことも気にしていた。母親は自分自身を甘いと思っており、その甘さから「あの子の思い通りにさせてしまって、また前のようになるのではないか、生活が乱れるのではないか」と表現していた。しかし、母親は IP の生活の乱れを心配してはいるが、そのための行動をとれていないという不一致が明らかになった。

- 朝起きるのは当然と思いながらも、起こしにはいかない。
- 夜も早く寝るように声をかけない。という母親のパターンがあることが理解できた。

また、これではいけないと思っていてもそれをIPにきちんと伝えることを避け、父親に頼ってしまうことが明らかになった。さらに、母親は、自分がIPに甘いと引け目を感じていることに加えて、IPがお母さんなら許してくれるだろうと、引け目に思っている母親の甘さにIPがつけこんでくる（母親はそう感じている）ことに、母親がいらだちを感じ、傷ついていることが理解でき、その気持ちに共感を示した。そのことで、自分に対する自己嫌悪という感情だけでなく、IPに対するいらだちのようなものも、言語的に表現されるようになった。IPに甘いと思いながらも、毅然とした態度をとれなかったり、線引きをできない自分自身に対して自信をなくしていること、そのことで母親も傷ついているという母親の思い・感情に焦点をあて、よりいっそう積極的にCoが共感を示すことが必要であることが明らかになった。

[第5回カウンセリング]

（前略）

Co. 6 朝は起きていますか？

母6 多分

Co. 7 多分？

母7 ええ。朝はごそごそとしているのが聞こえますから。

Co. 8 そうですか。朝起きて、1階へは起きてこないのですか？

母 8 はい。どうも二度寝するみたいで、1回起きてもう1回寝るみたいです。

Co. 9 そうですか。お母さんは起こさないのですね。

母 9 はい。

Co.10 夜はどうですか？

母 10 相変わらず遅いみたいです。12時くらいまではテレビやビデオを見ているみたいです。

（中略）

母 19 2週間の試験登校、うまくいくでしょうか。A中学は、教室には通えなくても他に部屋が用意されていると前に聞いたことがありますから……。

Co.19 そうですね。26日（中学の相談日）にそのこともお聞きになったらいかがですか。制服やジャージのことやその部屋のことも気になることはメモしていきましょうか。

母 20 そうですね。（用紙を持ってくる）

Co.20 教室以外にも通える部屋があることなんか、情報があると、IPちゃんも安心かもしれませんしね。

母 21 そうですね。でもうまくいくかどうか心配です。

Co.21 ご心配なんですね。

母 22 はい。無理させないようにしたいんですが。私は甘いですから、どうしていいか。

Co.22 甘いと思って見えるのですね。たとえばどんな時にそう思いますか？

母23 もう、本当につまらないときですけど、IPが本屋やビデオ屋に行きたがったりするんです。それが1日、2日ならいいんですが、毎日ビデオを借りに行きたがったりすると、さすがに私もね毎日はだめだと思うんです。

Co.23 そうですね。それでお母さんはどうされるのですか？

母24 それで、もうだめ、お父さんに聞いてみると言います。

Co.24 そうすると、IPちゃんはどうですか。

母25 お父さんがだめというと、それで一応は納得します。

Co.25 そうですか。

母26 私は甘いから、どこで線引きしたらいいかわからないんです。あの子も私が甘いことよくわかってて、お母さんに言ったら何でもきいてくれると思ってるんですよね。本当に私にはいろいろと不満をぶつけたりあたられて、ばかにされているっていうか……。

Co.26 そうですか。お母さんは甘いと思っているかもしれませんが、IPちゃんは、安心して自分の気持ちをお母さんに出せるんでしょうね。

母27 そうなんでしょうか。自分の器が大きくなるといいんですが。

H27 そうですね。むずかしいですね。

母28 本当に、でもまた失敗して、病院へも戻らなくて、

学校へも行かなくなってしまったらどうなるんでしょうか？　もし、また学校へ行きたくないと言ったらどうすればいいんでしょうか？　判断をどうすればいいのでしょうか？　それが今心配です。

H 28　そうですか。ご心配ですね。試験通学が始まってみないと状況がどうなるかわかりませんね。でもその時々で、その時どうすればいいのか一緒に考えていきませんか？

母 29　そうですか。そうしていただけますか。

（後略）

(3)　第Ⅲ期（7回〜 9回）

1 ）面接の目標及び方向性

1 ）− 1 （7・8回目）

①試験登校という状況からでてくる、母親の様々な思いに焦点をあて、その思いに寄り添っていく。

1 ）− 2 （9回目）

①母親の気持ちを支持しながら、不安を軽減していく。

②母親の自己効力感を高め、変化への動機付けを強めていく。

③母親が自分の思いを表現でき、他者（IP、父、医療スタッフ、学校）へ伝えることを支持する。

2 ）面接の概要とアセスメント

　7回目の面接の時点では試験登校が終了していた。試験登

校は10日間登校日があったなか、行ったり行かなかったりで、半分以上休む結果となった。しかし、入院はIPははっきりと嫌がっており、主治医との話し合いで、もう後1ヶ月様子を見ることになった。それで、母親は少しほっとしていた。IPの登校のペースは変わらないが、母親はただ行くか行かないで評価を下すのではなく、「行くだけでも行ってみたら、それで調子が悪かったら帰ってきたら」とIPの背中を押して励ますことができた。また、実際に試験登校が始まってからは、IPが朝遅いときには2階まで様子を見にいくことができるようになり、徐々に母親の行動に変化がでてきた。

　徐々に具体的な提案をすることで、朝は2階まで起こしに行く、学校を休みたい理由をきちんと聞き、それを聞いた上で対処できる、そして母親自身の気持ちをIPに伝えることができるようになってきた。IPに対しては、学校へ行くか行かないの白か黒かで評価するのではなく、「学校へ行くだけでも行ってみたら、つらかったら帰ってきたらいいじゃない」「総合学習は休んでも、他の教科はでてみたら」とIPを励ますことができるようになってきた。

　今後の希望についても当初は、自立していって欲しいとは表現していたが、何とか少しでもIPが学校へ通いやすくなるような具体的な方法を自分から考えられるようになってきた。入院に対しても、前のようになるなら、入院した方がましというネガティブな感情であったが、「病院の分校へ通うのも一つであるし、IPが望むなら、家で見守ってやりたい」

という気持ちが半分はあると表現され、そのためにも母親自身も IP の手助けをしていく必要があるという気持ちが芽生えてきていると推察できる。意図性はもってはいるが十分には発達しておらず、家族がそれらを発見していくためにいくらかの助力が必要であり、支持的にカウンセリングを行っていくことが必要であると判断した。

　9回目の面接では、1ヶ月の試験登校の結果、主治医より再入院を勧められた。しかし、IP は母親の予想通り、入院を強く拒否した。しかし、父親も含めて母親もそのことに対しては大きく動揺はなかった。その週末には、入院なのか、家で過ごすのかについて、父親と母親と IP と話し合う機会を予定している。家族で今後、どのように対処していくのか、IP はどうしたいのかについて話し合う必要があると、家族は感じ、それを実行しようとしている。そのような中で、母親は何年かぶりにケーキを自分で焼いたと言い、Co にそのケーキを出してくれた。母親は「なぜだか何年もやる気がしなかったのにケーキを焼いてみようという気になった、自分に余裕がでてきたのだろうか」と語った。再入院か家でこのまま IP をみていくのかという問題を前に、家族はほとんど動揺をみせず、それに向かって方向を見いだそうとしているエネルギーが感じられ、母親の生活自体も生き生きしたものとなってきた。それに続いて、母親自ら「お小遣い制にしたんです。」という報告があった。IP がそれに対して、決められたお金の中でどのようにやっていくのかをきっちり算段で

きる力（9回目）を持っていることを母親自ら発見することができた。母親は小遣い制をとるにあたり、普段小遣いのことで問題のない姉も含めて、IPと同じ小遣い制をとることを提案した。自分が思っていることを表現し行動へ移すことができた。母親はIPの登校や自分の子育てに対し不安を語り、そして自分自身でその思いを整理できるようになり、IPの変化に気づき、物事を肯定的に捉えられるようになっている。

(4) 第Ⅳ期（10回ターミネーション）

1）面接の目標及び方向性

ターミネーション（終結）

①家族の話し合いについて母親の話を聞く。
- 結果に焦点を合わせない。
- 話し合いで十分に話し合えたのか、感情を表現できたのか。

②今までのカウンセリングの要約。

③将来の目標にむかってどうするのか。（自発的に母親および家族自身が目標や方法を決定していく）

④フォローアップについて。

2）面接の概要とアセスメント

　終結の面接で初めて母親がご主人（IPの父）の持病について語った。お会いしたとたんその話から始まった。思わぬ

ことで、少し動揺してしまったが、母親の余裕がでてきたのではないかと感じられた。いつも母親はIPのことで頭がいっぱいであり、最初からIPの話題に入るのが常であったが、日常の気がかりについて語った。この時点で、今回で終結に至ってよいと判断をした。母親の発達レベルとしては意図性をもって今後の問題に取り組んでいける段階にあると判断できた。

10回のカウンセリングを通して、面接での話を夫とも話していることが語られ、母親との面接が、母親と父親とのコミュニケーションの仕方にも変化を与えることにつながったのではないかと考えられる。

IPの登校に関しては大きく状況が変化したわけではないが、9回目にカウンセリングルームから始めてみてはどうかというCoの提案が受け入れられた。母親はその時点では学習が遅れてしまうという不安を抱えており、そうならば分校で勉強した方が良いのではないかと思っていたのが、「そんなことは二の次である、IPが明るく楽しくやっててくれることが一番なんだ」と感じると話し、母親の気持ちが大きく変化した。再入院するかどうかではなく、今後の家族の方向を家族で話し合って決定することになった。目標も生活の中で評価していけるものに変化していき、それによって母親自身も楽になったと表現している。そしてIPの表情も明るく変化し、父親もそれを喜んでいることが理解できた。両親は現在の状況で、学校へ行く、行かないということよりも、家

族の感情に焦点を合わせ、IPが元気で明るく毎日を過ごしていくことが大切であり、将来IPがやりたいことに家族で協力していきたいと、そのために今何ができるのかを考えて行きたいと語るようになった。母親は、姉妹のけんかや、笑い声など生活の中での小さな変化を捉えることができるようになり、日常の生活事態に幸せを感じると表現されるようになった。家族の姿を肯定的に捉え家族のエネルギーが高まってきていることが推察できた。カウンセリングの中でもごく普通の生活上の会話ができ、母親の本来持っているエネルギーや、健康的な部分が多く見られ、今後も家族でさまざまな状況に対応していくことができると予想された。

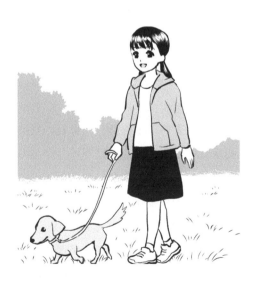

Ⅲ．カウンセリング過程の振り返り

　本ケースにおいては母親のカウンセリングを通して家族へ効果的に働きかけることができたと評価できる。カウンセリングの経過の中で、母親自身の変化に、カウンセリングスタイルや技法を合わせていったことが有効であった。家族が行ってきたこと、行っていることを肯定的に意味づけていくことは特に有効であり、その行動そのものが稚拙なものであっても、その意図を推奨していくことは重要である。行動が不適切であっても、その時点で家族がとれる最善の行動を行っているという認識に立って、Coとしてクライエントに向き合っていくことが、クライエントとのジョイニングに重要であることが実感できた。

　不登校のこどもに対する看護介入としては、その家族に対して関わっていく必要が常にあると考えられる。今回は母親のみのカウンセリングに終わってしまったが本ケースにおいては母親へのカウンセリングが家族全体へ効果的な波及効果をもたらすことができたと考えられる。

文　献
1）中村伸一：家族療法の視点，金剛出版，1999．
2）McGill, D.：日本の家族内におけるストレスを示す症状としての登校拒否．第3回日本家族研究，家族療法学会，口頭発表，東京，1986．
3）フィリップ・バーカー著，中村伸一・信国恵子監訳：家族療法

の基礎, 金剛出版, 316-323, 1993.
4) Hersey, P., Blanchard, K.: Management of Organization Behavior. Englewood Cliff s, New Jersey, Prentice-Hall, 1979.
5) アレン・E・アイビイ著, 福原真知子他訳：マイクロカウンセリング, 川島書店, 150-151, 2001.
6) 近藤直司：ひきこもりケースの家族援助, 金剛出版, 2001.
7) Palazzoli, M. S., Boscolo, L., Cecchin, G. and Prata, G.: Paradox and Counterparadox. New York, Jason Aronson., 1978.
8) サルバトール・ミニューチン, W-Y. リー, G. M. サイモン著, 亀口憲治監訳：ミニューチンの家族療法セミナー, 金剛出版, 91-99, 2000.
9) 森山美知子：ファミリーナーシングプラクティス, 医学書院, 2001.
10) 佐藤悦子, 稲村博編集：家族療法の理論と技法, 現代のエスプリ, 至文堂, 1987.

Case 3

行為障害で入院している男子児童の両親へのカウンセリング

萩 典子

はじめに

　行為障害、ひきこもり、不登校などの問題で入院治療が必要になったこどもの親の多くは、今までの養育への後悔や罪責感、子どもの将来への不安を抱いている。また周囲からの非難や中傷に疲れ、過敏になったり防衛的になり、入院時にはすでに混乱していることが多い。治療では精神療法、行動療法、集団療法などが行われているが、治療に際しては家族を巻き込んだ周囲からの積極的な支援が必要となる。しかし、家族はこどもに関わる気力をなくしていたり、家族間・夫婦間で責任のなすり合いがされたり、こどもに拒否的となり、退院後も施設入所を主張する場合もある。その場合特に、親への介入が重要になってくる。夫婦関係は親としての関係の基礎となり、親として効果的に協力することが必要とされる。

　今回、行為障害で入院中の小学生の両親に対してカウンセリングを行ったので、以下にまとめる。

カウンセリングの実際
1．ケース紹介

　A君（以後IP）12歳、小学校6年生、行為障害、児童精神病棟に入院して3ヶ月になる。小学校は毎日休まずに登校していたが、登下校に時間がかかり毎日母親が送り迎えをしていた。5年生くらいより、なかなか授業についていけなくなり、気に入らないことがあると暴れるようになった。低学

年の児童に対し、足をかける、首を絞めるなどの虐待行為が目立つようになり、たびたび学校や塾、近所から苦情がくるようになった。自分の要求が満たされるまで、母親に対してはしつこくせまるようになった。放課後は祖父母の家で過ごしていたが、祖父母に対しても暴力や暴言が目立つようになる。近所の小児科に受診し、紹介にて入院となる。約3ヶ月の入院生活で、生活リズムも整い、小さい子どもたちへの暴力も消失し、自分の思いを表現できるようになってきている。3月になり、中学へ進学を前に退院をすすめられた。

家族は両親と兄（高校2年生）の4人暮らしであり、父の両親が近所に住んでいる。両親は料理店を経営している。父親は漁師であり、自分が採った魚介類を店で出している。料

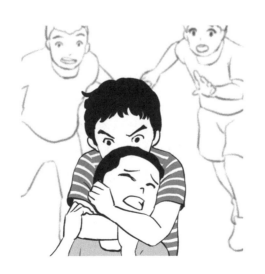

理店は主に母親が切り盛りしており、仕事が終わるのは深夜になる。退院について主治医より説明を受け、試験外泊を開始することになる。退院に関し、母親の不安は強く、カウンセリングを開始した。

2．カウンセリングの構造

外来面接室にて、約1時間の夫婦同席の面接を試験外泊時と終了後の2回行った。

3．カウンセリング過程

1回目

(1) 面接の目標及び方向性

①面接の目的を伝える。

②ご夫婦との間でジョイニングを達成し、ラポートを確立する。

③到達しようとする目標を定める。

　ご夫婦が何をどのように解決したいのかを明確にする。あくまでも「夫婦が問題と感じていること」を扱うことで、お互いが望んでいることを明らかにしていく。

　なぜ問題が生じたのかを論じあう「原因究明」の内容にはとらわれない。

④現在の夫婦の機能をアセスメントする。

⑤これからの検討課題や、ご夫婦が行っていることを肯定的に意味づけ、フィードバックする。

(2) 面接の実際（父・母およびCoの後の数は逐語録番号）

Co.1 こんにちは。今日はお忙しいところ、お二人そろってきて頂いて嬉しく思います。今日はお子様の入院のことを含めて、ご夫婦で何か気になっていることであるとか、お互いに話し合いたいことなどがあればお手伝いしたいと思っています。今ここで何かの問題を解決することはできないと思いますが、お二人が話されることをお手伝いしたいと思っています。面接は今日と外泊後の2回行いたいと考えています。

母1 そうですか。話を聞いてもらうのですね。はっきり言ってここで預かってもらっている間は、なんて平和なんだろうと思いました。けれど、帰ってきたら苦が増えると思います。ねえ、お父さん。

父1 うん、そうだなー。

Co.2 そうですか。大変ですか？

母2 はい。家は店をやっているでしょ。毎日朝早くから、夜遅くまで仕事に追われているんです。7年前におじいちゃんらからこの店を任されて、店も借金して新しく建て直したんです。

父2 そうなんです。前は魚の養殖を任されていただけでしたけど、今は店の方もですから、大変なんです。まあ、お客もたくさん来てくれて、いいのですが。

Co.3 そうですか。それは大変ですね。ご苦労も多いですね。

母3 けれど、仕事は苦になりません、お客も増えてとて

も張り合いがあります。
- 父3 昔から親は休みなく働いておりましたから自分らも働くものだと思ってますから。
- 母4 お父さんはいいわ。夜は毎日飲みに行って家にはいないでしょ。本当に夜は家にいたことがないのですよ。
- Co.4 ご主人は夜はお出かけになるのですか？
- 父5 はい。これもつき合いです。お母さんも、もっと昼間とか外へ出かけたらいいんじゃないの？
- 母5 本当？　出かけてもいいの？
- 父6 いいさ。出かけたらいいさ。前からずっと思ってたよ。
- 母6 へー。お父さんがそんなこと思っていたの初めて知ったわ。
- Co.7 そうですか。ご主人は奥様がもっと外に出たらいいと思っていらっしゃったんですね。
- 父7 そうですよ。それにこれからは私が夜、もっと家にいるようにします。
- Co.8 ご主人が夜、家にいるようにするのですか？
- 父8 そうです。
- 母8 夜はみんな忙しくて、IPのことほったらかしで、顔をみれば叱ってばかりです。夕飯も一人で食べています。夜も毎日遅くまでテレビゲームをしているようだし、つい本人任せにして、朝起きるのも大変なんですよ。私が毎日、送り迎えをしているんです。

毎日のように電話がかかってきて、IPがああした、こうしたと疲れ果ててしまいます。悲しくてどうしようもなくて、それで叱ってばかりで……。（涙を流している）

Co. 9 お母さん、お辛かったですね。

母9 そうですね。けれどあの子も、私から叱られて、みんなから叱られて辛かったと思います。本当に、この子さえいなかったらどんなに平和だろうと思ってしまう時があるんです。

Co.10 そうでしたか。

父10 お母さん、もっと息抜きしたら。

母10 そうね。

Co.11 そうですね。ご主人はお母さんに息抜きしたらと考えていらっしゃるんですね。ご主人が言われるように、お母さんはお疲れのようですね。少し、気分転換するのもいいですね。

母11 そうかもしれませんね。

（中略：ゆとりのない生活の様子などを語る）

Co.23 お父さんとIPちゃんと過ごされるときはあるのですか？

父23 はい。そういえばしばらく前に映画にいきました。印象に残った場面のことなんかよく覚えていて、いろいろ話をしました。よく場面を覚えてるんです。それにあいつは、私が床屋に行って来たときもお母

さんはちっとも気づかないのに、お父さん髪切ってきたねってすぐに気づいてくれるんです。あいつもいいとこがいっぱいありますわ。
Co.24 そうでしたか。IPちゃんにそんなところがあるのですね。
母24 そうですね。悪いことばかり浮かんできますけど、あの子にもいいところありますね。
(中略)
Co.45 今日、お話ししてどうでしたか？
母45 私、今までお父さんが、今日みたいに時間をとってくれるなんて考えたことありませんでした。けれど、IPの入院でこんなふうに時間をとってくれることがわかって嬉しかったです。それに私に出かけていいよと言ってくれて、びっくりしました。
父45 そうか。そんなこと思ったのか、これから夜はなるべく家にいるようにするし、お母さんは少しゆっくりしな。
母46 うん、うん。いつも、帰り道はどっと疲れて苦しかったけれど、今日は明るく帰れそうです。
(後略)

2回目
(1) 面接の目標及び方向性
①ご夫婦の語る言葉に傾聴し、今までの努力をねぎらう。

②否定的な思考になりやすいので、建設的に物事を考えられるように問いかける。
③退院後もサポート体制はあり、家族だけで問題を抱え込まないように励ます。

(2) 面接の実際（父・母および Co の後の数は逐語録番号）
2週間の試験外泊が終了し退院が決定した。

母1 今日は IP は病院にはついてきませんでした。退院と言ったの、ついて行ったら帰れないと思ったようです。

父1 退院なのに、よっぽど家がいいみたいです。

Co.1 そうですか。お家がいいということはいいことですね。

母2 そうですね。よく考えたら家の方がいいと言ってくれるほうがいいですよね。

父2 本当に。

Co.3 家での様子はどうでしたか？

母3 だいぶ以前に比べたら、落ち着いてきたように思います。寝る時間も1時間早く寝るようにしたら、その分朝も早く起きられるようになりました。相変わらず朝は大変ですけれど前よりはましです。

Co.4 そうですか。少し落ち着いたのですね。

父4 そんなに変わったわけではありませんが、仕事のピークですが、ゆっくりやっていきます。

Co.8 そうですね。ここを退院されても、何か困ったことがあればいつでも外来に来て下さいね。

母8 はい。そうさせてもらいます。私らの住んでるところは海も山もあるんですよ。とってもいいところなので、ぜひ遊びに来て下さい。

父8 本当にいいところですよ。いろいろ話をさせてもらってすっきりした感じです。

母9 頑張っていこうね。(夫に対して)

Co.9 そうですね。お二人で協力なさって、お二人のペースでやっていって下さい。

4．振り返り及び考察

　ご両親に1回目にお会いしたときは、表情も硬く疲れている様子がうかがえた。特に母親はIPへの対応に疲れ、無力感を抱いていた。しかし、それに至るまでにはご夫婦の様々な努力があり、今まで決してあきらめずに問題と取り組み、変化への道を探り出そうとしてきた努力をねぎらい、少しでも肯定的な面を探してフィードバックしていくことが重要である。家業が忙しく、なかなかIPの面倒をみることができなかったという自責の念を持ちながらも、ご夫婦が二人で店を切り盛りしているという思いが二人の生きていく上での活力になっていることにも共感を示し、二人がまたやっていこうとする動機づけを高めていくようにした。今までに、仮に稚拙なやり方を試みたり、方向違いのやり方を重ねてきたよ

うに見えても、決して否定的な態度をとることなく、意欲を低下させてしまいそうなご夫婦の自信を回復でき、新たな希望を抱くことができるように援助していくことが必要である。

　また、夫婦面接においては、夫婦が何をどのように解決したいのかを明確にしていくことが必要である。本ケースの場合は、母親だけが一人で問題を抱え込み、自分だけが苦しんでいると感じている様子であった。しかし、夫婦で話し合って行く中で、母親だけでなく夫も、夫なりにIPの問題に関して考えており、妻をねぎらう気持ちも抱いており、それらを妻に対して言語的に表現されたことで、母親は大きな安心感を得たようであった。面接の中でCoは、夫婦が互いの言

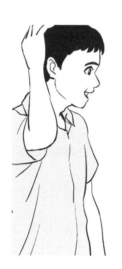
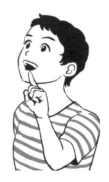

葉に傾聴でき、互いが共感的に反応し、互いを肯定的に評価できるようなコミュニケーションが促進できるように援助していくことが重要である。

　親は子どもが不登校やひきこもりや暴力などを起こした場合、原因究明に力をそそぎ、夫婦同士で責め合い、その結果、夫婦関係を不安定にし、子どもの問題解決への力を弱めてしまうことが多い。しかし子どもにとっては、親としての支えや励まし、いかに子どもに対応するかが重要な鍵となる。子どもの問題自体が直接的に変化するわけではないが、親がカウンセリングによってエンパワメントされることで、子どもへの対応が変化し、子どもの行動変容を促していくことが可能になる。

文　献

1）チャールズ・J・オリーリ著，岡堂哲雄監訳：カップルと家族のカウンセリング，金剛出版，2002.
2）中村伸一：家族療法の視点，金剛出版，1999.
3）フィリップ・バーカー著，中村伸一・信国恵子監訳：家族療法の基礎，金剛出版，316-323，1993.
4）スコット・D・ミラー，バリー・L・ダンカン，マーク・A・ハブル著，曽我昌祺監訳：心理療法・その基礎なるもの，金剛出版，2000.
5）森山美知子：ファミリーナーシングプラクティス，医学書院，2001.
6）佐藤悦子，稲村博編集：家族療法の理論と技法，現代のエスプリ，至文堂，1987.

Case 4

不安が強い気分障害のこどもをもつ家族へのカウンセリング

三重県立こころの医療センター看護師
前川 早苗

はじめに

　家族療法は主にアメリカを中心に発展してきてきた精神療法であり、精神分析から家族療法に発展させた Ackerman、Bowen の多世代家族療法、Satir らの体験的家族療法、Minuchin の構造派家族療法、Bateson らの MRI（Mental Reseach Institute）、Selvini-Palazzoli を中心としたミラノ派、そしてそれらの折衷(せっちゅう)的な療法がある[1,2]。また、近年の新しい家族療法のモデルとして解決志向モデル、ナラティブモデル、心理教育的家族療法など対象疾患も方法論も多岐にわたり発展してきている。「家族」の捉え方は国によっても時代によっても様々であるが、家族療法の理論におおむね共通していることは、家族の一員である個人の中にある問題に焦点を当て続けるのではなく面接者が家族全体をとらえそこに変化をもたらすように介入するという点である。

　家族ケアはあらゆる看護の専門領域および一次予防から三次予防にわたるものである。Hanson と Boyd はファミリーヘルスナーシングとは「看護実践の範囲内で、家族にヘルスケアニーズを提供するプロセスである。家族看護は家族を文脈の中で、家族を全体としてシステムとして、または社会の一構成要素としての家族を対象とする」と述べている[3]。今回は看護ケアを提供しながら、家族の問題解決の必要性が生じた時に専門的なアプローチを行う場合の家族カウンセリングである。

精神疾患をもつ子どもを支える母親に対する支援について、母親と看護師、家族と看護師の関わりを通して、家族のカウンセリングの経過を振り返る

I ケース紹介

1. IP：A氏（以後IP）　病名　双極性障害（躁うつ病）、10代、女性
2. 家族：両親と弟の4人暮らし。母親の両親が近所に住んでいる

    父：仕事が忙しく、家族と過ごす時間はほとんどない
    母：「時々気分が沈む」「何もできなくなる」と言い精神科クリニックを受診している。現在は専業主婦
    弟：高校生。精神科の既往歴なし
3. 問題の概略

IPは10代で躁うつ病を発症し、精神科に約1年間入院した後は自宅療養をしていた。今回は高揚があり、精神科に医療保護入院した。精神症状が不安定な期間が長く続いたが、外泊を繰り返し退院の話も家族から出たため、IPの退院に対する期待が高まると同時に不安が顕著(けんちょ)になった。

入院当初からIPの病状が不安定になるのに同調して母親の精神面も不安定となった。また、父親はIPに対して拒否的で「大変な思いをさせられた。許せない」と嫌悪感を強く表現し、面会にも来ることはなく、外泊や退院に向けて家族システムへの介入の必要性が高まった。具体的に外泊、退院

といった治療の方向性が出ると「父のIPに対する拒否感」「IPの退院に対する不安」「母親の不安」といった家族メンバーそれぞれの感情が揺れた。退院への不安からIPが不安定になることによって、同時に母親の不安が高まり家族カウンセリングを開始する。

Ⅱ　家族カウンセリングの経過

　家族カウンセリングは月に1回程度、主治医と情報交換をしながら看護師が行ってきた。現在は両親の離婚や、IPの症状の不安定と退院といった様々な要因から危機的状況にあると判断した。

1．家族カウンセリングの概略
1）1から2回目

　母との面接においては、母親のIPに対する距離のとり方、父親がIPに対して接し方が冷たいのでどうしたらいいかといった戸惑いが大きかった。看護師が、家族機能のアセスメントをして介入を行い、母親の不安が強く、看護師に助言を求めることが多かった。この時期には、看護師から母親自身がIPの気分の変化に同じように揺れないで自信をもつこと、父親に対して早急な変化を期待しすぎずゆっくり待つこといった「提案」「指示」を積極的に行い、家族ができている点、変化した点については「支持」していった。母は面接後には「来てよかった」「安心できた」と面接者に対して信頼感を抱

いている様子が伺えた。

2）3回目から4回目

　IPの精神症状が不安定になり、母親に「寂しい」と何度も電話をしたり、面会の時には「お母さんのせいでめちゃくちゃになった」と母を責めることが多くあった。

　3回目4回目の面接は、祖父と母が来院したが祖父がほとんどを話しして、母親に意見を聞くとおどおどした雰囲気で祖父の考えに逆らえないといった様子であった。

　祖父は看護師に離婚問題などの意見を求めるが、「それぞれの精神症状が不安定な時には重大な決定をしないことを基本として考えること」「決定をする時には誰かには事後報告ということはしないで、家族メンバーがじっくり話し合い合意すること」を伝えて、看護師が具体的な提案はできないが、家族の決定されたことには今までと同じ様に力になることを伝えた。

　4回の面接後に、IPが外泊を開始し、外泊中に父のトラブルから、母親の気分が不安定になり、次回に父親も同席して面接をすることを提案した。

3）面接5回目

　　参加メンバー：両親、IP、看護師（以下N）

①入と目標設定

N1 皆様がいろいろご苦労をなさっていることもおあり

だと思います。今日のお話の中では、『家族みんなが目指したいこと』を考えてそれに向かい進んでいけるようにお手伝いできたらと思っています。」

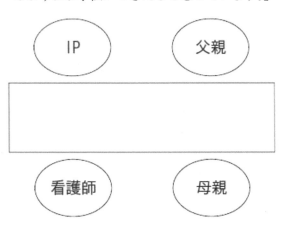

<u>父1</u>「私はIPが寝ているだけでなくて、自分でできることを考えて欲しいです」

<u>N2</u>「なるほど。それができるためにお父様が何かできそうなことはありますか」

<u>父2</u>「今はできることはありません。私の仕事は今とても大変で、昼も夜もなく、立場的にとても追い込まれているのです」と仕事の苦労を話し続ける。

<u>N3</u>「他の方はいかがでしょう」

<u>母1</u>「私は、(おどおどしながら、下を向いて)自分が暗いことで家族を暗くしているのです。自分の気分が不安定なので」

- N4 お母様はご家族がどんなふうになれるといいとお考えですか。
- 母2 「主人が仕事に打ち込める家庭をつくりたいと思います。」
- IP1 「お母さんは無理しなくていいけど、最近総菜を買ってくる物で済ませることが多いから、まずはご飯を作ったら」
- 母3 「ありがとう。私、最近何もできなくて私が家族に迷惑をかけているのです」
- IP2 「私は独り立ちしたい。自分が原因で家族がばらばらになってしまったと思う。だから、自分が独立できるようになりたい。お母さんにも自分が負担をかけているの」
- N5 「IPさんはずいぶん自分のことを冷静に考えることができてきていますね。ご両親はお聞きになっていかがですか」
- 母4 「ちょっとびっくりしました。そんなふうに考えることができるなんて」
- IP3 「私が家族の仲介役を自分がしたいと思っている。家族にやさしくしたい気持ちがある。今は落ち着いてきているけどこの先に対しての不安もあるよ」
- N6 「皆様のお話をお聞きすると、IPさんが自立してお父様が仕事に打ち込めるようにお母様は家事をして支えるということでしたがそれでよろしかったで

しょうか」「そうすると実際にそれを実行できるために、何か思いつく方法はありますか」

IP4　「私はやっぱり逃げ場というか安心感があるのでおじいちゃんのところで何時間か過ごしたい」

N7　「なるほど。お父さんはいかがですか」

父3　「私自身まだとても不安なのです。そして、怒りの感情が処理しきれないのも残っています。娘の今後がどうなっていくのか見当がつかないのです」

N8　「なんとかしたいけれども、不安や怒りを処理しきれない気持ちをお気持ちなのですね。退院に向けて、今までうまくいった方法は何か、それぞれどのようなことができるのか話し合うことにしましょう」

父4　仕事に打ち込むことで自分を安心、安定させる。IPの送迎については今まで通りに行う。IPや母親から相談があれば相談にのる。

母5　IPに対しても何に対してもやりすぎてしまう。IPとは少し距離をとれるよう、見守るということを意識したい。

IP9　家族に迷惑をかけないで自分なりの生活をする。母と少し離れる。外泊中はプールにいって1日に2時間から3時間母と別々の時間をもつ。

N9　今日は、お父さんご自分の考えや気持ちをとても率直に話をして下さいましたね。私自身も本当に今日この場でみんなで話あったことでそれぞれのお気持

ちを教えていただくことで一緒に少し整理できたように感じています。本当に今日話し合いができて良かったし、また今日話あったことを実際にご家庭で行ってみて何度かこういった機会をもっていきたいと思います。皆様は今日の話し合いでどんなことをお考えになったり、お感じになりましたか。

父5　いろんな人に家のことをいろいろ言われるけど、私が思うにいろんな家庭でいろんなことがあるので。そう思うと『うちもその中のひとつで、そういう意味では普通の家庭』ではないでしょうか。そう思えてきたのです。いろんなバリエーションの中の一つではないかと思っています。こうやって話ができて良かったです。

母6　お父さんは家ではなかなか話してくれない、それは私が話を受け止められないからなのですけど、いろいろ聞けたことがよかったです。

IP10　いつも自分の家はひどい家で、他の家とは違うと思っていた。お父さんが普通の家庭って言ってくれるのは嬉しい。お父さんの考えがいろいろ聞けたのでびっくりした。いろいろ聞いたけど、辛い気持ちにはならなかった

Ⅲ 考 察

　精神障害者を家族メンバーにもつ家族の苦悩は測り知れない。患者が家族とともに乗り切っていくために、家族が安心した雰囲気のなかで話し合え、病気を理解し知識を獲得し、また家族は悩みを相談でき、体験を語り合うことで家族のストレスが減り、日々楽に生活ができるように援助していくことが大切である。

1．家族アセスメント

　家族カウンセリングにあたって看護師は、家族メンバーがお互いに影響をし合っている存在として、家族構成や職業、経済状況、健康、コミュニケーション、相互理解、役割、感情、価値観、対処能力といったさまざまな状況を把握しアセスメントしていく。

　本家族においては家族カウンセリングの過程を通して、家族が肯定的な表現で目標設定することができ、同じ目標に向かって家族が取り組め、話合いができることが必要であると考えた。また、IPを支える母親を看護師がサポートすることで、IPの精神症状の安定を図ることにつながり、IPの精神症状が安定した後は、家族カウンセリングによってそれぞれの家族メンバー、家族システムを支援するため、父親と母親、IPの3者と面接者が同席し、両親とIPのシステムを強化し支持することが有効であった。

2．家族の肯定的側面の強化

　家族カウンセリングを必要とする家族は、それぞれのメンバーが苦悩を抱えているため、面接の場面では他の家族メンバーへの批判や否定的な表現が多くなる。5回目のカウンセリングを始める前に「批判し合う場ではないこと」を説明しておくことは面接の目的や方法を確認するために重要である。また、N8で行ったそれぞれの家族メンバーができることを話し合うことにより、「誰かに何かをして欲しい」でなく、目標を達成するために「自分自身ができること」「過去にうまくいったこと」を問いかけ、家族のもっている力、強さ、長所、対処能力、社会資源に焦点を当てて行くことが大切である。そして、家族がもっている力を自ら活用し、家族自身が何をしたいのか、どうなりたいのか明確にできる「エンパワメント」を強化することが可能となる。

3．家族メンバーの交流

　家族カウンセリングでは、一人のメンバーが話し過ぎる、他の家族メンバーを批判する、他のメンバーが話しをできない、それぞれのメンバーが全く違う話をする場面に遭遇することがある。父1、父2では、父親は自分の苦労とIPに対する要望を話し続けた、その感情を受け止めた上で、他の家族メンバーの話を十分に聴くという「一人一人のメンバーに共感と支持を示し、全員の話を聴く」ということが大切になる。

カウンセリングでは、看護師が家族に答えを示すわけではなく、家族がカウンセリングの場面で自ら考える、家族が感情を表現しても安心だと実感でき表現できるようになることが大切である。そのために「それを聴いて他のメンバーがどう感じたか」「どうすればいいと思うか」と積極的に介入することは、家族の感情交流、コミュニケーションを促進することにつながる。

4．家族カウンセリングにおける振り返り

　看護師がＮ９で行った振り返りの場面で率直に感じたこと、学んだことを表現している、家族のもっている力をフィードバックしている。一般論としての家族のあり方を説明するよりも、「今、この場で共有した体験」から看護師の感情を表現していくことは、感情を表現することのモデルとなると

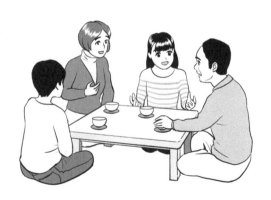

同時に、「感情を表現しても良い場所」であるという安心感から家族の感情表現の促進につながる。

面接の最後に、「今日の面接で学んだこと」「感じたこと」を振り返ることによって、家族メンバーは自分たちが面接の中で感じた感情や家族の変化を確認できる。自分たちの努力や変化を確認することで、面接の場で起きた変化を家族は家庭や地域といった面接の場以外で活用する力につながる。

参考・引用文献
1) 鈴木純一著, 松下正明編：臨床精神医学講座15, 精神療法, 中山書店, 365-379, 1999
2) Philip Barker：BASIC FAMILY THERAPY. 1981 中村伸一, 信国恵子訳：家族療法の実際, 金剛出版, 23-45, 1993.
3) 森山美知子編：ファミリーナーシングプラクティス—家族看護の理論と実践—, 医学書院, 4-12, 2001.

Case 5

自分の役割をなくした うつ状態の主婦への カウンセリング

前川 早苗

はじめに

近年、うつ病患者は増加しており、抑うつ状態を「こころの風邪」と呼んだり、現代社会を「うつの時代」と呼んだりすることがある。精神医療においては新しい抗うつ薬の進歩や精神科クリニックや心療内科の増加といった変化はあるものの、うつ状態が続いた結果、家族機能の混乱や自殺に至るという大きな問題が残されている。また、保坂は身体疾患患者の抑うつについての研究から、身体疾患の患者の30～40％がうつ病および抑うつ状態にあり、そのことが在院日数の延長とQOLの低下につながっていると指摘し、抑うつ状態のアセスメントと治療の必要性を提言している[1]。そして、Kupferは、一度うつ病にかかると、再発の危険性は高く、1回目のうつ病発症後で50％、2回目以降で70～80％の再発の危険性があると指摘しており[2]うつ病の早期発見と早期の治療は現代社会の大きな課題である。

「うつ」とは日常用語であり、医療の場では「抑うつ状態」「うつ病」とに区別される。抑うつ状態は一つの状態像や症状であり、抑うつ気分に加えて精神運動の制止や気力の低下、思考力や集中力の低下などさまざまな症状があり[3]、うつ病は、DSM-ⅣやICD-10によって診断基準が定められている。更に、うつ状態は、老年期や更年期に特徴的なもの、脳の器質や身体疾患によるもの、ステロイドなどの薬物によるもの、人生の出来事による反応性のもの、躁うつ病やうつ病あるい

は人格障害などの精神疾患によるものなどがある。

それではすべての「うつ」が病気かというとそうではない。忙しい毎日が続き、疲れが溜まって何もしたくなくなる、ショックな出来事があって食欲がなくなるといった反応は誰にでもあるものであり、休息が回復の助けとなる。そして、こういった反応が、どの程度の期間続いているのか、日常生活行動や仕事にどの程度の支障を来しているかを判断した上で、カウンセリングを行い、必要に応じて薬物療法を行うことはうつ状態の治療に重要なことである。

今回の事例では、うつ状態にある主婦の事例を通してのカウンセリングについて振り返る。

カウンセリングの実際
1．患者紹介

Aさんは30代後半の女性で、短大を卒業した後20代前半で結婚し、2児を出産した。結婚後は子育てや両親の介護をしていたが、その母親が死去し、実家を離れた。Aさんは買い物や近所に出かけるのが億劫になり、夜間も眠れず食欲がなくなった。夫が心配してAさんと話すと「自分の生きている価値がわからなくなった。何もする気力がない」「死にたい」と言うため精神科を受診した。

Aさんはうつ病と診断され、入院し抗うつ薬と睡眠薬による薬物療法が開始となり、4週間ほどで、食事や睡眠のリズムが整ってきた。うつ状態は幾分改善し外泊が開始となり、

カウンセリングを始めた。

2．カウンセリングの実際（以下、AさんをA、筆者をCとする）

・カウンセリング回数：週1回で合計2回

第1回目

時間：約1時間

　Aさんの斜め45度の右側に座る

A1　あの……よろしくお願いします。すみません、私なんかのために時間をとっていただいて。

C1　こちらこそよろしくお願いします。Aさんが楽になれること、こうなりたいと思うことなどを、Aさん

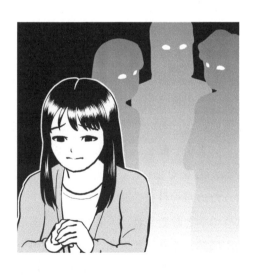

と一緒に考えていくお手伝いができたら嬉しく思います。

A2 ええ。入院して少しは楽になることができました。家では、外に出るのが恐かったんです。みんなに見られているような気になって、こんな私では家族にも申し訳ないと思って。私なんか居ない方がいいと思いました。（ゆっくりと、少しずつ話し、その間うつむきながらCとは視線を合わせない。Cは深く頷きながら聴く）

C2 辛い思いをされましたね。<u>少し楽になられたようで安心しました。</u>①

A3 ええ、でもまだ……（沈黙）家に帰るのが心配で

C3 なるほど、<u>家に帰ることが心配なのですね</u>②（Aは頷く）。

A4 よくなって来て外泊が決まった時は嬉しかったんですが、こんな私ではろくに何もできないし。こんな状態で外泊してもいいのかと……。

C4 今の状態で<u>外泊が嬉しい反面不安があるのですね。もう少し教えていただけますか。</u>④

A5 家事もほったらかしですし。家ではここのようにゆっくりしているわけにいきませんから。

C5 <u>家では何かしないといけないと焦る気持ちになるのでしょうかね。</u>⑤

A6 （沈黙）ゆっくりできないというか、していてはいけ

ない気がして。主人は仕事もしていますし、私だけが怠けているような気がするのです
- **C6** とても辛そうな顔をしておられるように見えますね。⑥ うつは治る病気です。いろいろ焦る気持ちが出てくるでしょうが、今はまず無理して何かをしなくてはいけないとか、できない自分は怠けているとか思わなくていいのです。今はゆっくり休養することを大切にしましょう。⑦
- **A7** 本当にいいのでしょうか（泣き始める）。
- **C7** いいのですよ。ゆっくり休んで。お家が落ち着かないと感じたり、落ち込んだりしたら無理せずに帰ってくることもできるのですから。⑧
- **A8** ええ、そうします。なるべく無理しないで（Cの方を向いて話す）
- **C8** そうですね。どんなふうにして過ごしましょうか
- **A9** うーん。ずっと寝ちゃおうかな
- **C9** そうですね。それもいい考えだと思います。⑨ 少し、顔が明るくなられて安心しました。⑩ 今日は外泊のことをAさんと話しができて安心しました。Aさんはいかがでしょう。⑪
- **A10** あの、まだちょっと自信がないのですが、怠けじゃなくてこのままでいいのかなという気が少ししてきました。

第2回目

1回目の面接から10日経過している。Aさんは1泊の外泊から前日に戻ってきている。

時間：約1時間

A1 外泊は大きな問題はなく（外泊の様子を話す。中略）。でも、これでいいのかなという気がして。

C1 <u>こんなのでいいのかなって言うと？</u>⑫

A2 うーん（沈黙）、ゴミを主人が出すのですけど、近所の人にはやっぱり変な目で見られるかとか。弟が、おかずを持ってきてくれたのですが、私のこと精神病だって見るかなとか、悪い方に考えてしまうんです

C2 <u>いろんなことを自然に悪い方に考えてしまうのですね。</u>⑬

A3 ええ、こんな私はやはりひねくれているのでしょうか。昔から、弟ばかりをみんなが可愛がって、私は長女だからとなんでも我慢してやってきました。

C3 なるほど、我慢してなんとか長女だからとがんばってきたのですね。

A4 それで、私は親のレールに乗って、結局自由に生きた弟は生き生きしています。それでも、私はみんなに良く見られたいと思っていつも努力しているのに、いつも損をしてばかりです。同じ部屋の方にも「嫌われないように」ということばかり考えて、私がた

くさん話さないとみんなが私のこと嫌いになってしまうと思うのです。(泣きながら話す)

C4 たくさん、Aさんの気持ちをお話してくださいましたね。Aさんが周りの評価を得ようと努力してこられたのがよく分かります。⑭ Aさんの考え方、感じ方について自分で悪い方ばかりとおっしゃってましたが、他にもどんなふうに考えることができるのか一緒にお手伝いできるように思いましたが、Aさんはいかがでしょう。⑮

A5 他の感情や考えですか？ そうできたら楽でしょうが。私にそんなことできるでしょうか（沈黙）。少し試しに教えてもらっていいですか

C5 ええ、もし辛い気持ちや落ち込みがあればいつでもお話くださいね（Aさんは深く頷いている）。今の生活の中でまず取り組めそうなことは何があるでしょうか。⑯

A6 お部屋のことです。散歩やご飯の時にもあわせないとみんなに嫌われるんじゃないかと思って

C6 なるほど、その時Aさんはどんなお気持ちや感情でいらっしゃるでしょうね。⑰

A7 気持ち……（沈黙）。気持ちや感情って、……その……。「嫌われたくない」って思って、気持ちというのはないような気がします。……頭が先に考えてしまって、気持ちとかそういうのよりも「こうあるべ

きだ」っていうのが答えとして出ているように思います

C7 Aさんはとても分かりやすくご自分の考えを表現されましたね。⑱ それでは、お部屋の方が一緒に行動しないと嫌うのではないかという考えは、何か具体的な理由はありますか。⑲

A8 そう言われると（沈黙）。私が、人に良く見られたくて心配しているだけなのだと思います

C8 なるほど、Aさんが心配しているだけのことだとすると、他の考え方をしてみることはできそうでしょうか。⑳

A9 他の考え方。ちょっと急には難しいなあ。まだ、実感としてはありませんが、お部屋の方はみんないい方ですし、私が一緒に食事に行かなくても嫌わないと……嫌うどころか心配してくれるんじゃないかと思います。ああ、もしかしたら、嫌われてもそれはそれでいいのかも。

C9 Aさん、一度にたくさんの考えがでてきましたね。㉑

A10 ええ、なんだかちょっと不思議な感じでした。まだ、そう思えるかどうかは分かりませんが、少し気分が軽くなったように感じます。

C10 それを聴いて私もとても嬉しく感じます。Aさんの感情もよく伝わってきましたよ。㉒ 考えを広げてみるというのはなかなか難しいものですが、この先A

さんが少し楽になれるためには大切な練習であるように思いました。もし、Aさんがやってみようとお思いになったら、来週のカウンセリングまでにいくつか考えや感情をそのまま受け取ることをしてみましょうか。㉓

A 11 ああ、やってみます。3つくらいならなんとかやってみます。

C 11 ええ、無理せずに。それでは来週またお会いしましょう

考 察

今回のカウンセリングではどのような技法が用いられているのか事例を振り返ることする。

第1回目では、治療の保証と回復の保証によって今あるA氏をありのまま受け入れられるように、そして第2回目ではうつに見られる認知の歪(ゆが)みを一緒に修正していく認知面へのアプローチを行った。

第1回目の面接では、下線部⑦⑧といったように「よくなるから、今は薬の力を借りて休養すること」「無理せず帰ってきてもよい」といったように情報を伝達し治療の『保証』をしている。抑うつ状態にある患者は自分の人生を「絶望的である」とか、「自分はもう治らない」と思いこんでいることが多い。そこで、カウンセラーは回復の『保証』をして『情報提供』していくことによって絶望感を和らげることがで

きる。

そして、下線部③④⑤ではAさんの言葉を受けて『繰り返し』『明確化』により、共感と話題の明確化を行っている。また、下線部①⑥⑩では、「とても辛そうに見える」「顔が少し楽そうになって安心した」といったような『反映』と『感情表現』を行い、下線部⑨ではAさんのよい変化を『フィードバック』している。患者の表情などから感情を反映すること、カウンセラーの感情表現をしていくことは共感的理解、受容されているという気持ちにつながると言える。

全体的に、抑うつ状態にあるAさんは会話のペースがゆっくりであり、1回目の面接で言うとC8までは視線を合わせずに面接を進めている。カウンセラーは先に挙げた言語的なコミュニケーションと共に『沈黙』『うなづき』といった非言語的なコミュニケーションを活用していく必要がある。

第2回目の面接では、今回の面接でカウンセラーと何を話し合っていくかについて下線部⑮のように『提案』し、お互いに同意を得て共に取り組むために下線部⑯での『問題の明確化』を行い、更に下線部⑰⑱⑲⑳㉑㉒㉓では『感情を知る』『考えの歪みを見極める』『マイナス思考を置き換える』『フィードバック』といった一連の認知的な介入を行っている。

人間は普段であれば、物事に対してプラスの思考もマイナスの思考も持ち合わせているが、うつ状態ではマイナス思考を選択する傾向が強く、さらに抑うつ気分が強まる傾向があ

る。うつ状態の認知の歪みに対しては認知療法の有効性が実証され、近年の治療に積極的に取り入れられている。Maryは研究結果から、「マイナス思考は歪んだ考えから生じ、自分の考えが歪んでいると気づいた人はこのマイナス思考をプラスに変え、うつで不安におののいている状態から効果的に脱出することができる」と述べている[4]。A氏のカウンセリングにおいては、薬物療法の効果が安定し、外泊に向けて取り組む回復期にあると判断し認知的な介入を取り入れた。このことによって、マイナス思考だけに縛られず思考を広げて、自分の考えや感情に気が付くことによって「少し気分が軽くなる」といった体験、「感情よりもあるべき姿が先に頭をめぐる」といった気づきにつながったと考えられる。

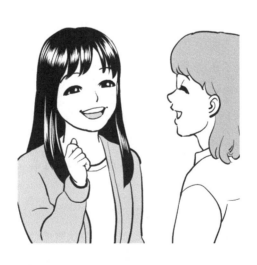

参考文献

1. 保坂隆：在院日数の短縮化をめざして，星和書店，2002.
2. Kupfer, DJ : Long-tearm treatmentof depression. J Clin Psychiatry 52 (syppl) : 28, 1991.
3. 堀川直史：体の病と心のケア，文光堂，2003.
4. Mary Ellen Copeland : The Depression Work book. New Harbinger Publications. 松浦秀明訳：うつ・躁回復ワークブック，保健同人社，2001.

Case 6

自分の存在に価値がもてない身体表現性障害患者の看護カウンセリング

前川 早苗

はじめに

　人間のこころと身体は相互的な関係があり、その相互関係が病気の回復や健康状態に影響を与えるということを基礎教育で学ぶ。しかし、臨床現場においては患者自身も自分の体に何が起こっているのか理解できず、スタッフも対応方法が分からない場合がある。現在の医療においては、身体疾患の中でその発症や経過に心理社会的な要因が密接に関係し器質的あるいは機能的障害が認められる心身症や後述する身体化障害の治療は大きな課題であると言える。

　身体表現性障害の第一の特徴は器質的所見やすでに知られている生理的メカニズムからは説明できない身体症状の存在であり、日常生活機能や社会機能に著しい障害を来し、不安や抑うつ状態、自己尊重の低下を来していることが往々にしてある。身体表現性障害患者の治療においては薬物療法の効果は期待が少ないとされており、カウンセリングや精神療法によって適切なコーピングやストレス管理、ライフスタイルの確立が大きな課題となる[1,2]。

　今回はすでに精神科医によって身体表現性障害と診断された患者に対して行った看護カウンセリングの過程について振り返ることとする。

1．事例紹介　A氏

1）病名：身体表現性障害　30代　女性
2）病前性格：我慢強い、話しをするのが苦手
3）身体的既往歴：身体的既往歴なし
4）主訴：頭痛、腹痛、下痢、吐気
5）家族背景と生育歴：両親、妹、弟、本人の5人暮らし。父親はアルコールを乱用しているが受診歴はない。その他に精神疾患的家族歴はない。
   両親の夫婦仲は悪く、家庭では常にけんかが絶えなかった。A氏は高校を卒業するとすぐに妹や弟の学費を稼ぐためにアルバイトを何種類もしていた。
6）入院までの経過：20代の頃から頭痛があり鎮痛剤を服用していた。入院から3ヶ月ほど前に「頭痛がする」と他院を受診し、脳の異常はないため精神科を紹介されて3回ほど通院した。精神科に紹介され、受診の結果、死にたい気持ちが高まっており精神科に任意入院となった。

2．面接の経過

入院後は誰とも話しをせず過ごす。筆者（以下S）に、「話しを聴いて欲しい」と話し看護面接を担当する。

1）面接1回目

S1　入院されて1週間ですね。どんなふうに過ごされていますか。

（入院以降の日常生活や気候の話し、対人関係など気楽な話題をしばらくする）

A1　誰とも話ししてなくて、なんか、誰とも話す気にならなくて。ここに居ても無意味なんじゃないかと思っているんです。仕事もしなくちゃいけないと思うけど、頭が痛くなって。でも、何かしていないと私は生きている意味がないんです。

S2　なるほど。3日間辛い気持ちで過ごされていたんですね。私のこと待っていてくれていたのはとても嬉しいです。<u>私はAさんの入院中の悩みを聴いたり、その解決のためのお手伝いをしたり、主治医と一緒にAさんの気分も体も楽になれるようにしたいと思っています。</u>①私がお手伝いできることどんなことがあるでしょう。

A2　Sさんには話しを聴いて欲しいと思いました。

S3　そうですか、<u>Aさんが話しをしたいと思ってくれて安心しました。</u>②　これから、Aさんがどんなふうになるといいのか、そのために何が必要なのかを話し合っていきたいと思いますがいかがでしょう。③

A3　はい。早く家に帰って仕事をしないといけないんです。仕事をしないと職場のみんなが困るし、両親は心配していないかも知れないけど、弟や妹が心配だから早く家に帰らなくてはいけない。価値のある人間にならなくてはいけないと思います。何もしてい

ないと生きている意味がないんです。お金も稼がなきゃいけないしない。

S4　Aさんにとっての価値や意味って何なのかもう少し詳しく教えてくれますか。

A4　仕事をしていることで私の価値が認められる。だから仕事をしなくてはいけない。

S5　Aさんの話しをお聴きしていて、「しないといけない」ことが多くて苦しそうにきこえますね。<u>Aさんの病気は、ストレスに対して自分の気持ちや葛藤を処理できないために、からだの症状として『頭痛』『吐き気』『下痢』といった症状がでていると考えられます。</u>④<u>面接の中で、「入院中にしたいこと、できるようになるといいこと。そのための小さなゴールを見つけること」というのを一緒に考えてみるのはどうでしょう。</u>⑤

A5　私、何かをしていないと自分の価値が感じられないのです。価値が感じられないから私は生きていても仕方がない、死んでも同じだということになるんです。意味のない人生は、生きている価値がないと思います。

S6　そうですか、Aさんが大変な中よく頑張ってこられたことがよく伝わってきます。⑥<u>私が、感じたことは頑張りすぎてきたAさんがそんな自分を認めていくことができるお手伝いをしたいなあということ</u>

です。⑦

A6　（しばらく黙っている）Ｓさん、ありがとう（うつむいて泣き始めるＡ氏にタッチングを行う）。今まで弱音とか吐いたことなくて、だから今どうしていいか分からない。

S7　<u>随分、しんどい気持ちで生きてきたのですね。気分が落ち着くまで側に居ますからね（しばらく、タッチングを行いながらＡ氏が泣くのを見守る）</u>⑧ <u>話したくないことまで無理に話さなくていいですし、話したくなったらお聴きしますからね。</u>⑨

A7　どうしていいのか分からないのです。こんな、気持ちになったことないし。したいことは具体的に見つかりません。何から手をつけるのかまだ分からないんです。

S8　そうですね、それでは次にお話しするときまでにＡさんが私との話し合いの中で何ができるといいか、考えておいて頂くのはいかがでしょう（Ａさんは深くうなずいている）。<u>今日は、Ａさんとこうやって初めてお話ができて安心しました。まだ、何ができるか私にも分からないところはあるけども、Ａさんと率直に話し合えた、少し気持ちが触れ合えたなっていう感覚が私の中にあり嬉しく感じます。</u>⑩ Ａさんは話してみていかがですか。

A8　こんなふうに話したのは初めてで、Ｓさん信用して

いい感じがしました。なんか、ふわーってしています。心地がいい感じ。でも、まだ恐いです。家のこと考えると。

2）面接3回目

　第2回目の面接では、A氏は自分の生い立ちや仕事のこと、生活や対人関係を語り、Sは話しを聴き続けた。日常生活行動については自立できているものの食事の摂取量は少ない状態が続き、他者とのコミュニケーションはほとんどみられなかった。

S1 Aさんが話したいことどんなところからでもお話いただいていいですよ。

A1 （A氏は元気な声で、笑顔で話す）私分かったんです。Sさんが言ってくれたこと、そして自分の病気のこと。誰とも話しせずに、仕事もなくて、ただ雑音がある。それで、頭が痛くて仕方なくて、鎮痛剤も効かなかった。こころや気持ちに大丈夫って言い聞かせても体が反応をして、それで、「リラックスできない。こころと体は限界なんだ」と分かったんです。自分の感情を押し殺してきたことが、今こうやって体にきているんですよね。分かったけどどうしていいのかはまだ分からないんです。

S2 そうですか。こうやってAさんが自分の体とこころのつながりを理解して、回復に向かっていけるのだ

と思います。一歩前進ですね。⑪ さて、私がお手伝いできることに、体とこころがリラックスできるための呼吸やリラクゼーションの方法、症状とストレスとその対処を話しあうこと、自分自身の感情を受け止めてみて付き合い方を考える、といったことがあると思います。Aさんはお聞きなっていかがですか。⑫

A2　うーん。あんまり自分のために誰かが助けてくれるとか、自分が自分のために何かをするのって考えたことないんですよね（しばらく黙って考えている）。感情って分かんないんです。自分に感情があるのかどうか。あと、張りつめてないと、気持ちをずっと張りつめていないと崩れそうで。昔からそうでした。常に何かをしていないと価値がないような気がして。

S3　今は入院中ですから、ゆったりした気持ちで、「しなくてはいけないこと」ではなくて「自分のしたいこと」を選んだらいいですよ。今までのAさんの生活を全て変えるわけではなく、Aさんが今まで大変な中よくやってきた、それはとても力があるからなんだと思います。だから、今はゆっくりしながら向き合っていきましょう。⑬

A3　でも、私は仕事していないと価値がない人間なんです。変わりたいという気持ちはあります。でも、本当に変わるのか自信がないし。今までの人生は無駄

だったのかも知れないという気持ちにもなります。

S4 Aさんには変わりたい気持ちもあるけどどうすればいいのか戸惑っているのですね。<u>今までのAさんの中にたくさんの生きる力があるし、人と接するときの表情やことばから温かさを感じています。今までの自分とこれからの自分は生まれ変わるわけではなく、活かすものと新しく取り入れるもののバランスを考えていきましょう。</u>⑭

A4 感情ということが私の中での大切なことなのだとSさんと話しをしていて感じてきました。私、今まで感情ってことを考えたこともないし、まして表現することなんてなかったんです。でも、Sさんと話していて「安心感」とか「ゆったりした感じ」とか沸くんです。

S5 <u>そうか、そうやって感じてみえることは私も嬉しいし、話していて私の方も「安心感」がもてると感じます。</u>⑮ そして、Aさん<u>今とても感情表現ができていますね。</u>⑯ <u>普段の生活の中でAさんがどんなことを感じながら生活しているか、そして頭やお腹が痛いこととつながっているかというのを知るのも一つの方法ですね。</u>⑰

A5 今は、頭もお腹も痛くないです。することがなくなるとイライラしてきて、息苦しくなる。そうすると頭が痛くなって。入院する前よりも何もすることが

ない分、頭痛がひどくなっている気がします。(しばらく考えている)感情を表現することには自信がありません。私、ことばで話すのって元々得意じゃないんです。書くことなら出来るかなあ。ノートに書く方が得意なんです。

S6 そうですか、Aさんは書くことが得意なんですね。<u>もちろん、Aさんが出来そうな、得意な方法でやってみましょうか。</u>[18] あと、なにかやってみたいことはありますか。しっかり休養することが大切ですから、ゆったりできる何かありますか。

A6 うーん、気持ちを張りつめているのって疲れるんです。気持ちをOFFにしたい。

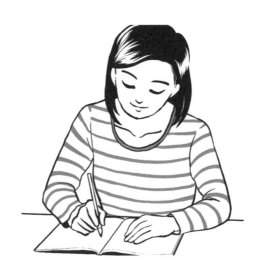

S7　気持ちをOFFにするっていうとどういうことでしょうね。今までのAさんがOFFにできたことって何がありますか。

A7　本読むくらいかな。どっちかっていうと、ガンガン音楽掛けたりして気分晴らしていたから、なんにも、考えずにボーっとしたい。テレビ見るとか、本読むとか。今まで、そんな時間なんてもってはいけないと思っていたんですよね。今は入院しているし、先生や看護師さんや相談できる人もいるしやってみようかと思います。

S8　いいアイデアだと思います。次回の面接までに、感情と症状をノートに書いてみること、気持ちをOFFにしてボーっとしてみること、の2つをやってみて、感想を聞かせてくださいね。<u>今日は、Aさんが随分自分の感情をお話して下さるのに少し驚いたし、力強さを感じました。Aさんは今日話してみていかがでしたか。</u>[19]

A8　なんか、うまく言えないんですが、気持ちが軽くなってます。閉じこめていた気持ちが解放されていく気がするし、今日考えたことを実行してみるのはちょっと恐いけど楽しみでもあります。

　A氏は、4回目の面接以降、自分自身の感情、その日のよかった出来事などをノートに書き記すことで次第に頭痛や腹

痛という身体症状が消失した。そして自分の経験を生かした仕事がしたいと、人生の目標を見つけ面接を終結し退院した。

3．振り返り
1）治療関係の形成

國分はカウンセリングの面接の流れとして、①リレーションづくりが主題となる初期の導入期、②問題の本質に肉迫し問題と目標を明確にする中期、③問題の解決と面接を終結する後期に大別している[3]。また、ドナはトラベルビーの患者―看護師関係について「精神科看護の基盤」とし、「1対1の対人関係とは、ナースと患者の間の計画的な目的のある、一連の相互作用で、両者はその中で共に変化し対人関係能力を身につけていく」と述べている[4]。この患者―看護師関係の発展過程を川野らは、〈第一段階〉知り合い、目標を共有する関係を持ち始める時期、〈第二段階〉問題解決に向かう関係をもち続けていく時期、〈第三段階〉治療的な別れである、関係の終結に向かう時期としている[5]。

面接時に、下線部①③⑤⑦⑫のように看護面接によって面接者が何をする役割であるのかをはっきり伝え、患者の要望を聴きながら面接を進めることは、治療的関係を形成する上で重要である。また、身体症状を主訴として来院する患者に対しては十分な診断のための面接がなされた後に、「人生や生活の出来事がストレスとなりうまく処理できないために身体症状として出現し、それがさらにストレスになる」という

説明したうえで目標を共有する必要がある。A氏との間でも下線部④にあるように疾患に関する情報を提供して、面接者と患者が面接の方向性を共有することができていると考えられる。

2）患者を尊重し休養を勧めること

　患者は入院前の人間関係や生活の中で多大なストレスを感じ自尊感情が著しく低下していることが多い。今までの苦労に十分傾聴し受容すること、また下線部⑥⑧⑨のように今まで苦労しながらよく頑張ってきたことを受け止めることにより、入院によって更なる自尊感情の低下を来さないように援助する必要がある。また、自尊感情を高める上では下線部⑪⑯のように面接の中で生じているよい変化を伝えていくこと、下線部⑬⑭⑱のように元々A氏が築いてきた「もてる力」を支持することが役に立つ。そして、下線部⑧のタッチングは、初めて人に弱音を話したと言いながら泣き始めるA氏にとっては「安心できる人」「一緒に居てくれる人」「話しをしても安全な人」という安心感につながり孤独感を軽減するという点で効果的であった。

　A氏は入院しても尚、「自分を休めることを許せない」「仕事をしないと価値がない」と感じて休養がとれない状況であった。休養できるためにはまず、下線部⑦⑬⑭のように一生懸命生きてきたA氏とゆったり休養するA氏どちらも面接者が認めていくことにより、休養しても良いことを保証して

いくことによって、A氏自身が「気持ちをOFFにしてボーっとしてみる」と選択できることにつながった。

3）感情の言語化

A氏は幼い頃から感情を自分の中で抑えつけ、表現することなく生きてきた。A氏にとって自分の情動状態に気づき、感情を表現できることが一つの課題であったが、今まで感情表現をしてこなかったため自分の感情を感じることさえ恐怖感があった。そこで下線部②⑩⑲のように、面接者が積極的に面接者自身の感情表現を行うことでモデルとなり、A氏に感情を問いかけることによってA氏は感情を表現することができた。また、面接者を安全な存在と実感できたことと、A

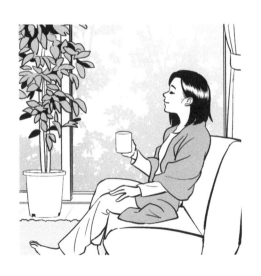

氏の得意な方法として「文章で感情を表現すること」によって感情表現が促進されたことは身体症状の軽減の一要因になったと考えられる。

参考・引用文献
1) Linda Carman 著, 岩瀬信夫監訳：DSM-Ⅳに基づく精神科看護診断とケアプラン, 南江堂, p 157-173, 1999.
2) Theodore A, John B, Peter L 著, 兼子直・福西勇夫監訳：MGH「心の問題」診療ガイド, メディカルサイエンスインターナショナル, p 89-98, 2002.
3) 國分康孝：カウンセリングの技法, 誠信書房, p 74-144, 1979.
4) Doona 著, 長谷川浩訳：対人関係に学ぶ看護 トラベルビー看護論の展開, 医学書院,, p195, 1984
5) 川野雅資・筒口由美子：看護過程にそった精神科看護実習, 医学書院, p 9, 1992

Case 7

自分に自信が持てない看護師のカウンセリング

愛知医科大学看護学部・精神看護学
大谷 恵

はじめに

近年の保健・医療の変化に伴い、看護師に求められる役割は多様化している。看護師は高度な臨床判断能力が求められると同時に、患者・家族への治療・看護における責任は重大になっている。看護師がよりよい看護を提供していくためには、単に高度な知識・技術を身につけているだけではなく、看護師自身が心身ともに健康であることが重要である。

しかし、現状では看護師のメンタルヘルスに関する課題は急務である。看護師はバーンアウト（燃え尽き）の発症が他の対人専門職と比べ高い頻度であり、看護職の25〜30％がバーンアウトの徴候を示していることが明らかになっている[1,2]。また、岡田[3]は『精神科看護者が高いバーンアウト状態に陥ると「自己への否定的なレッテル貼り」「誇大視」「破局的な見方」「全か無か思考」といった自動思考を持つこと』を示唆している。看護師がバーンアウトに陥ると、患者・家族への看護に対して無気力・無感動な状態となり、よりよい看護が提供できないだけでなく、その看護師が所属する保健・医療チームとの協働も困難になり、さらにバーンアウトに陥った看護師が仕事を辞めるということにつながっていく可能性が高い。

看護師がメンタルヘルスを良好に保つために、川野は11つの対処行動を挙げており、そのなかに「相談者を持つ」「燃え尽きが想定されたら、カウンセラーないしリエゾン精神科

医・精神保健看護師に相談する」という行動が含まれている。つまり、看護師のメンタルヘルスを保持するためにはカウンセリングは有効な手段である。

本稿では、自分の仕事に自信がない看護師に対するカウンセリングの過程を報告し、カウンセリング過程を振り返り、看護師が現状を把握し、自分なりの積極的な解決行動を起こし、自己の持っている力を信じることができるようになるための関わりを考察したい。

カウンセリングの実際
1．クライエントの背景

クライエント（以下 Cl とする）は 40 歳代の女性で、看護師をしている。1 年半前、子育てが一段落ついたので、15 年ぶりに病院に勤務し始めた。現在、精神科病棟に勤務している。毎日あわただしく時間が過ぎている状況で、勤務して一年経つが、これでいいのか、と不安になったり、患者さんへの対応に自信が持てない。また、緊急時の対応や経験したことのない処置を行うときには焦ってしまい、何がなんだかわからないうちに終わっていて、うまくできなかったと落ち込んでしまう。

このような状況で、どうしたらいいかわからなくなり、このままでは仕事を続けられないと思い、カウンセラー（以下 Co とする）に相談した。

2．カウンセリングの経過

今回のカウンセリングでは、第1回目は対面によるカウンセリング、第2回目以降は電話によるカウンセリングを行った。

(1) 第1回カウンセリング

第1回のカウンセリングは、Clが勤務している病院のカンファレンスルームで実施した。カウンセリングの時間は約1時間であった。

①カウンセリングの方向性
- Clの困りごとを明確にする。
- Clの思い・感じを受けとめる。
- Clとともに既にうまくいっている行動、持っている力を見出す。

②カウンセリングの要約

カウンセリング開始時、Clはうつむきがちで、ぼそぼそと小さい声で話し、Coとなかなか視線が合わなかった。Clは、このまま仕事を続けていく自信がないこと、復職して一年経ったのに、仕事のペースについていけず、周りの人に迷惑をかけていて、お荷物になっていると思うこと、特に緊急時や初めて経験する処置があると焦ってしまい、混乱してしまうことについて語った。

CoはClの辛い気持ちを受けとめた上で、復職した一年前と比べて何か変化したことはあるか、と問いかけた。Clは顔を上げ、じっと一点を見つめており、しばらくして「そういえば、患者さんへの対応は随分楽になった」とうなずきながら述べた。Coは「それはすごい！」と賞賛し、どんなことで患者さんへの対応がうまくいくようになったのか尋ねた。Clは笑顔で、「患者さんへの対応は、うまく対応している看護師のやり方を学んで、自分で実施したり、相談したりして、いろいろな方法を用いて関わっていけるようになってきたんですよ」と言い、どのように患者さんに対応しているのか、誰に相談するといいのかについて、明るい口調でにこにこしながら語った。

＜第1回カウンセリングの実際（ClおよびCoの後の数字はカウンセリングの逐語録番号）＞
　（今困っていることについてしばらく話した後）

Co.35 今一番なんとかしたいのはどんなことですか。

Cl.35 う〜んと、先生（医師）に報告したり、指示を受けたりするときに、自分が伝えたいことが伝えられないんですよ、だから指示を何度も受け直したりしちゃうんです。それから、やっぱり緊急時や初めて経験する処置を行うときに混乱してしまって、何をしたのか覚えていないんです、だから全然身につかない。まずは100％じゃなくていいから少しでもマシにな

りたい……かな。

Co.36 先生に、自分が伝えたいことを伝えられるようになりたい、それから緊急時の対応や初めて経験する処置を覚えておきたい、そういうことですか？

Cl.36 そうそう、そうなんです。

Co.37 じゃあ、どうしましょう……か？　そういえば、さっき患者さんへの対応をうまくしている看護師のやり方を見て、学んだり、相談したりして、うまく対応できるようになったっておっしゃってたけど、それはどうやって覚えたんですか？

Cl.37 え〜っと、それは……（と、白衣のポケットからメモ帳を取り出して）、これにちょこちょこ書いてたか

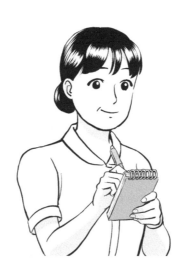

なあ……、で、ときどきちらっと見る。
Co.38 へぇ！！！ いい方法ですね。なんか使えそうですね、そのメモ帳……。
Cl.38 あ〜あ、そういえばメモ帳あるのに、使ってなかった。使ってみようかな。
Co.39 いい考えですねぇ。
Cl.39 なんだかうまくいきそう（笑顔）。

……Cl は Co と話し合った結果、緊急時と初めての処置を経験した後に、持参しているメモ帳を使用して、必要物品や手順、他のスタッフがフォローしてくれたこと、などをまとめること、医師への報告については報告事項に関する一覧表を作成し、それをもとに医師への報告を行うこととした。カウンセリング終了時、Cl は明るい表情で「なんとかなりそうです、いっぱいいっぱい話してすっきりしました。話ができてよかった」と述べた。

(2) 第2回カウンセリング以降

電話によるカウンセリングは、1ヶ月ごとに行われ、1回30分程度であった。

①カウンセリングの方向性
・うまくいっている Cl の行動を支持する。
・新たな対処方法を Cl とともに見出す。

②カウンセリングの要約

　第2回目では、前回話し合った解決策の実行、現在の状況を確認した。Clは、「この1ヶ月間、病棟で風邪がはやり、とても忙しかった。混乱してしまうことがあって、もうどうしようかと辛いときもあった」と少し元気のない声で話した。Coは「病棟で風邪がはやり、とても忙しく、辛いなかで、よく働いていらっしゃいましたね、すごい」と辛さを受けとめた上で、Clの労をねぎらった。すると、Clは「そうなんです。でもね、先生（Coのこと）と話してから気分が楽になって、それから報告用に一覧表をまとめるのをしたら、すごくうまくいったんです」と明るく、張りのある声で話した。Coは忙しいなかでもできるだけ混乱しない方法を選択し、実行したClを賞賛した。

　さらに、Clはなんとか多忙な状況を、自分の工夫や周りのサポートで乗り切れたことに驚いていると言い、前回Coに思い切って相談したことがよかったと、ゆっくりした口調で話した。

　Coは、多忙で混乱してしまったときに、周囲に助けを求めたこと、Coに相談しようと決心して困りごとを相談したことは、Clの素晴らしい力であり、この力を今後も活用してはどうか、と提案した。Clは、「そう言ってもらえると嬉しい……また話を聴いてほしい」と、Coに述べた。

　第3回目では、Clは明るい声で「なんとかやってます。こうしてお電話があると思うと、そこまでなんとか頑張ろう

という気持ちになります」と述べた。

さらに、医師や他の看護師への報告は一覧表の作成でうまくいっていること、緊急時の対応はまだ周囲のサポートが必要だが、経験したことについては、メモ帳にまとめるようにしていることを語った。Coは「ご自分で工夫していらっしゃるんですね、素晴らしい」と肯定的フィードバックをした。Clは「自分でもなんとかできるなって思うときと、まだまだだなあと思うときがある。でも、全くだめじゃないんだって思えるようになった」と、自分の状況を客観的に見ることができるようになってきた。

CoはClが自分の状況を振り返り、うまくいっているときがあることに気づいたことは、とても重要なことだと思うと伝えた。そして、1ヶ月に1度の電話での面接を継続していった方がよいか、Clに尋ねた。Clは自ら「こうして話をすることは、自分の気持ちを整理できるので続けていきたい」と決断した。

カウンセリング過程の振り返り
1．看護師が看護師に行うカウンセリングの意義

以上のカウンセリング過程を振り返ると、Clは自分の状況を振り返ることができず、自分は何もできていないという、否定的な見方をしていること、さらに辛い気持ちを語る相手を持っていない状態であったと考えられる。CoがClの辛い気持ちを受けとめた上で、一年前と現在とを比べてどうかと

いう、客観的に自己の状況を振り返る問いかけをしたり、うまくいっている状況を明確にすることにより、Cl は自分自身を全否定せず、自分自身の力で困難な状況を乗り越えてきたことを実感することができた。

　Cl にとってカウンセリングを継続することは、Co に語ることによって日々の緊張感を緩和(かんわ)すること、自分自身の行動を保証される経験をすることであったと考えられる。つまり、Co は3回目のカウンセリングで、Cl 自身が自分の状況を客観的に振り返り、うまくいっていることがあることに気づくことができたことから自分自身でなんとかやっていけるのではないかと考えた。そこで、Co は Cl が重要な気づきをしたことを肯定的フィードバックするとともに、カウンセリングの継続について Cl に自ら決断してもらうことにした。

　その結果、Cl 自身にとって Co と定期的に話をすることが、自分の状況を客観的に振り返る機会となること、また自己否定に陥りやすい自分を支える補助自我の役割を果たしており、辛い状況を乗り越えるための方法のひとつとして、カウンセリングの継続を選択したと思われる。

　本カウンセリングの過程を通して、バーンアウトに陥りやすい看護師にとって、思いや感情を受けとめるとともに現状を一緒に振り返り、うまくいっていることを支持する役割を果たす相談できる相手がいることは、バーンアウトの予防、軽減に有効であるといえる。また、今回 Co の所属は Cl の勤務先とは異なっていた。このことは、Co が Cl の勤務を評

定せず、Clの勤務に直接関係しない者であるという安心感をClに与え、Clが自由に思いや感情を語ることができた一因であったと考えられる。

2．電話によるカウンセリングの難しさ

Clと対面したカウンセリングでは、Clの状態や面接の進行具合について、話の内容だけでなく、表情、身ぶり、姿勢といった視覚的な情報が手に入り、また声の調子を聞き取りやすく、総合的に判断することが可能である。Clへの関わりも話の内容だけでなく、非言語的なメッセージを載せて伝えることが可能である。また、話が途切れるのはいつなのか、今考えている沈黙なのか、などを判断するための要因をたく

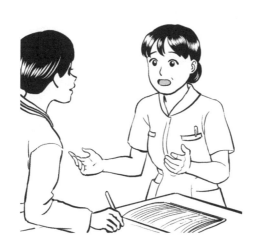

さん得ることができる。しかし、Clと電話によりカウンセリングをすることは、今まで頼りにしてきた視覚的な情報が入らず、声の調子やその内容で状況を判断することが非常に難しかった。電話での面接は30分という短時間であったが、Clの話の内容だけでなく、声の調子、息づかい、話の間といったことに神経を集中しなくてならず、電話では話の内容や息づかいなどが聞き取りづらいこともあり、非常に疲れるものであった。相手の状態が見えない分、焦ってしまい、特に第2回面接は電話による面接の初回であったため話が途切れる部分がわからず、Clが発する言葉と自分が発する言葉が重なってしまうことがあった。

電話による面接は一見簡易であるように思えるが、非常に熟達した技術が必要である。Clとの対面した面接において、視覚的な情報だけでなく、声の調子、息づかい、話の間などの聴覚的な情報からも非言語的メッセージを得られる、さまざまなメッセージがどのようなタイミング、イントネーション、スピード、言葉で伝えられるかをトレーニングする必要があることを実感した。

参考文献
1) 土居健郎監修：燃え尽き症候群, 金剛出版, 1988
2) 南裕子：看護婦のための看護婦—リエゾン看護の日本的方向性, 精神科治療学, 5, p.601-607, 1990
3) 岡田佳詠：精神科看護者のバーンアウトと歪んだ認知との関連性に関する研究, 日本精神保健看護学会誌, 17(1), p.1-11,

1998
4) 川野雅資（吉松和哉，他編）：精神科看護学Ⅰ・精神保健学，第3版，p.163，ヌーヴェルヒロカワ，2004
5) Miller, S.D., 他，曽我昌棋監訳：心理療法・その基礎となるもの―混迷から抜け出すための有効要因―，金剛出版，2000

アルコール関連臓器障害患者のカウンセリング

大谷 恵

はじめに

近年の社会や医療の複雑化・多様化に伴い、精神科領域以外でもこころのケアに対するニーズが高まってきている。人の心と体は相互に関連しており、その関連性が健康状態に大きく影響を及ぼす。このような視点から、精神看護師はチームの一員として身体疾患の治療開始時から保健医療チームのメンバーと協力しながら、精神的援助の専門知識と技術を活用して、精神疾患や心理社会的な問題の予防、早期発見、解決に関わり、患者の援助を行う。

我が国では多量飲酒者数は 230 〜 250 万人（1997 年）と推定されている[1]。アルコール関連疾患は、飲酒行動そのものの異常という形よりも、肝機能障害をはじめとする各種アルコール関連臓器障害が健康診断などで指摘されることが多い。そして身体疾患を対象とする医療機関には多数のアルコール関連臓器障害を持つ患者が入院しており、身体疾患の治療により軽快した後、数ヶ月以内には再入院を繰り返すことが多い。その結果、臓器障害の増悪、アルコール乱用・依存症の発症、重症化に至ることとなる。身体疾患の治療を繰り返すことはいわば「飲酒可能な体にする」だけであり、根本的な解決に至らない。そこで、アルコール関連臓器障害で受診した際に、アルコール依存症の治療・看護を専門とする医療スタッフが保健医療チームの一員にいることで効果的な治療を提供することができる。

そこで今回、アルコール依存症・乱用の看護についての専門知識と技術を活用し、他領域でアルコール関連臓器障害により入院した患者に対する援助を通して、アルコール関連臓器障害により入院した患者に対するカウンセリングの過程を振り返り、用いた技術とその有効性についてについて考察する。

カウンセリングの実際
1．ケース紹介
　C氏は50歳代の男性である。自営業を営んでいる。数年前公立病院外来受診時、肝障害を指摘された。当時1日にビール3本飲んでいた。X年5月下旬、宴会があり、日本酒5合

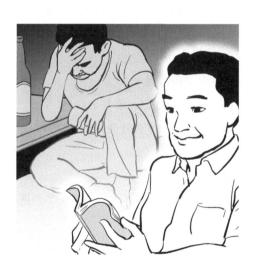

とビール5本を飲んだ。以後腹痛、発熱出現した。その後公立病院救急外来を受診し、アルコール性膵炎と診断されて入院した。入院後は点滴と絶食・安静による治療を受けた。その後、解熱し、腹痛消失した。現在、ビール3本（／日）飲み、不眠の工夫としてアルコールで睡眠剤を服用していた。

C氏は主治医から今回の発病はもともと存在した慢性膵炎の急性増悪であること、慢性膵炎は飲酒で原因あり、このまま飲酒を続けると、今回と同様のことを繰り返し、膵機能が低下するため、禁酒が必要であることの説明を受けた。C氏は禁酒をどのように行っていけばよいのか不安に思っていた。医療チームでは、C氏に対して、禁酒していく生活を具体的に考え、実践できるように援助する必要があると考えた。

カウンセリング経過：X年6月初旬に計2回カウンセリングを実施した。

2．カウンセリングの経過

逐語録においてC氏をCl、筆者をCoとする。ClとCoの後の数字はカウンセリングの逐語録番号である。

1）第1回カウンセリング

互いに自己紹介し、Coがカウンセリングの進め方について説明する。

Cl.1 「はい、お願いします。」といい、自分から飲酒歴を話す。（中略）このごろは朝から酒を飲んでいる。配

達が（午後）3時か4時頃なので、それまで飲んでいる。朝から酒を飲むなんて、おかしいですよね。

Co. 2 飲まないとどんなことをしているでしょうか

Cl. 2 飲まないと本が読める。酒を飲んでいると本が読めない、どこまで読んだか分からなくなる。子どもとのスキンシップというか、話ができる。娘と話ができる。本は月に5〜6冊よみたい。古典からミステリ、現代物まで幅広く。4つぐらいジャンルを分けて、順番に読むんです。1日1時間半くらい読むと5〜6冊読めるんです。（話しながら表情が明るくなる）

Co. 3 いいことですね。他には？

Cl. 3 ラジオを聴く。テレビは嫌いなんです。子どもの頃は父親、大きくなってからは子どもにテレビのチャンネルとられますから、テレビには興味がない。今（入院中）もラジオを聴いてます。

あとは、レコードを昔聴いていた。レコード、どこにいったか分からない。俳句の勉強ができる。俳句の勉強会は毎週月曜日にあるんですが、今は行ってないんです。それに参加したり自分で勉強するかな。俳句を雑誌に投稿して掲載される。それから、中国の歴史を学ぶ。司馬遷の『史記』、小説などを読む。

Co. 4 いろいろなことがでてきますね。では、飲まないとどんないいことがあるでしょうか。

Cl. 4 女房が「あら、お父さんすごいじゃない」って言って、

尊敬する。娘にバカにされない。娘と話ができて父親として尊敬される。酒やたばこをしているとだらしなく見えるんでしょうね。嫌がるんですよ。

　酒を飲むと、けんがあるって言われるんです。最初にうちは明るい酒なんだけど、飲んでいくと暴力とかふるうわけではないんですが、グチっていうのか日頃の文句を言うみたいなんです。だから、話したくないんでしょうねえ。

　あと、酒をやめたらぐっすり眠れると思う。

Co. 5　酒による睡眠は実はぐっすり眠れない。

Cl. 5　そうなんです。今（入院中）はほとんど眠れないんですよ。

（中略）

Co. 8　今日お話をして、Cさんは禁酒をした生活について、本を月に5・6冊読める、お嬢さんとスキンシップというか、話をすることができる、ラジオを聴く、俳句の勉強をする、中国の歴史を学ぶなどいろいろなことをすでに見つけていらっしゃることに驚きました。それから、お酒を飲まないことで奥様に「あら、すごい」といわれたり、お嬢さんからバカにされない、尊敬されることを見つけられたのは重要なことだと思います。そして、酒を飲むと実はかえって眠りにくくなること、朝から酒を飲むことはおかしいことが分かっていらっしゃるのも素晴らしいことだなあ

と感心しています。

Cl. 8 ああ、そうですか。そうですね。こうやって話をして、いろんなことがでてくるもんだなあって思いました。ありがとうございました。

*カウンセリング終了後、C氏は主治医に会いに行き、カウンセリングを行ったこと、次回もカウンセリングがあることを報告する。

2）第2回カウンセリング

互いに挨拶をする。

Cl. 1 これからの季節、俳句の会の納涼会、友だちとの納涼会がたくさんあるんですが、断ろうと思っています。友だちには膵炎のことを説明して、断ろうと思っています。今までさんざん飲んできたので、もう酒はいいなと思っています。

Co. 2 思い切って、会の納涼会に参加しないという決断をなさったんですね。

Cl. 2 そうなんですよ。女房も断った方がいいんじゃないかって言うし。

Co. 3 奥様はCさんのことを気遣っているんですね。

Cl. 3 そうなんですよ。今ね、仕事を女房と娘に任せてるんですが、お父さん早く帰ってきてよってねえ。今の仕事は力がいるんですよ。階段を上って広いロビーを荷を運ぶってのは。1回で1キロくらい減ります。

女房と娘は力こぶができるくらいだけど、それでも代わりをしてくれて、くたくたみたいです。
Co. 4 <u>奥様もお嬢さんもお父さんに期待してるんですね。</u>
Cl. 4 そうですね、だから早く退院したいし、断酒しようと決心しました。

　女房と娘が飲むノンアルコール飲料、それもまずいんですよね。とにかく断酒しようって。今は酒を飲みたいとも思いません。退院してからは絶対とは言い切れないけど……。晩酌してしまうと後はどこにも行けないんです。ヘロヘロになってしまって。飲酒運転は今厳しくなって罰金を取られるし、それだけじゃなくて事故を起こす、事故で家族離散になったり……いいことがない。（入院して）仲良くなった人がいるんですが、その人はやっぱり酒のせいで肝臓が悪いんですが、その人をみているとやせてしまって、車を押しながら歩いてるんです。もう止めるってその人言ってるんですが、自分は今まだ軽症だけど、このまま酒を続けていたらこの人みたいになるだろうって思うんです。
Co. 5 <u>Cさんは飲酒をすることでもっと体をこわしたり、飲酒運転をしたり、事故を起こしたり、事故で家族離散になってしまうことはご自分にとっても家族にとってもよくないことだとお考えなんですね。</u>よくお気づきになりましたね。

| Cl. 5 | 家族のためにも自分のためにも断酒しかないと決心しました。今までは酒に頼ってたんです。おもしろくないから飲む。酒を飲んでないと自由ですから……女房や娘の買い物につきあうのが好きなんです。
| Co. 6 | いいお父さんなんですね。
| Cl. 6 | 一緒に行くんですよ。食事の買い物に女房と一緒に行って、一緒に店の中を回るんです。酒を飲んでると、それができない。女房や娘と一緒に出かけるのが楽しいんですよ。
| Co. 7 | 奥様やお嬢さんはCさんと一緒に買い物に出かけるのをどう感じていらっしゃるんでしょう？
| Cl. 7 | 楽しいと思います。喜んでると思います。
| Co. 8 | お酒を飲まないと自由だから、奥様やお嬢さんの買い物につきあえる。Cさんも嬉しいし、奥様やお嬢さんの嬉しいと感じているんですね。素敵なことですね。
| Cl. 8 | (うなずく。)

(中略)

| Co.12 | 話が変わりますが、先ほどおもしろくないときに酒を飲んだとおっしゃいましたが、おもしろくないときに酒の代わりにその気持ちを解消するにはどんなことが役に立つでしょう。これが役に立ったなっていうことはあるでしょうか。
| Cl.12 | 思いつかない……。

(筆者は沈黙して待つ)ああ、漢詩の練習をする。短い時間だけど、集中するから、忘れられる。

Co.13 (ゆっくりうなずき)他には？

……Ｃ氏は１つ１つ考えながら、本屋に行く、レンタルビデオ屋に行く、など様々な方法を述べる。

(中略)

Co.21 かかりつけの主治医の先生に断酒のことを相談するのも一つの手だと思います。それから、退院した後に飲酒したときに(主治医の)Ｆ先生に相談して、専門治療の病院やクリニックを紹介してもらう方法もあります。

Cl.21 そうですね。この辺にクリニックがいっぱいあるし、相談するところがたくさんあるのはいいですね。先生(筆者)と話しているといろいろ考えられますから。

　先生（筆者）と話をしてよかったと思います。酒の話をこんなふうにしたのは初めてだけど、専門の先生に話すと自分で気づかないことがいろいろでるんだなと思いました。

(中略)

Co.26 こうしてお会いして断酒のためのお話をするのをこれで終了していいでしょうか。

Cl.26 女房と娘が早く帰ってきてといってますんで、明日には退院をしたいと思っています。家に帰ったら、病院とは環境が違うので、是非あと２・３回退院後

の生活をどうしているのか、どうしていったらいいのかということを話したい。

カウンセリング過程の振り返り

今回のカウンセリング過程では、どのような技法が用いられているのであろうか。カウンセリング過程において、筆者は「患者は潜在するあるいは顕在する健康的な面、長所、対処能力、現在と過去の成功経験を持っている」ことを前提として、それを引き出し、C氏自身が活用できるようにカウンセリングを実施した。

第1回のカウンセリングをみると、

①問題の描写の段階：Co 1 ～ Cl 1、

②目標を共有すること：Co 2 ～ Cl7、

③面接の終わりのフィードバック：Co 8 ～ Cl8 と分類できる。

第1回目の目的は治療契約を結ぶことであり、この時期には目標の共有に時間をかけることが重要であると考えられる。目標の共有において用いられた技法としては、まず
「視線を合わせる」
「時々うなずきクライエントの話についていっていることを示す」
「クライエントの近くに座る」
「クライエント集中を表すためにクライエントの方へ心もち

身体を傾ける」

という非言語的行動、クライエントの非言語的行動に注目することをカウンセリングを通して用いている。Co 2、Co 4はオープンクエスチョン、Co 3、Co 4はクライエントの見方の肯定、Co 8は賞賛、C氏の言動中クライエントの見方を肯定する技法の「うなずき」といった技法を用いている。

第1回のカウンセリングにおいてすでにC氏が禁酒しているときの具体的な生活行動について言語化し、禁酒によるメリット、現在の飲酒の状況について言語化するといった洞察に至っていることから、カウンセリングの展開はC氏の「禁酒したい」というニーズに適合しており、これらの技法は目標の共有に有効であったと考えられる。

第2回のカウンセリングでは既にうまくいっていることを引き出すこととそれを増幅することが中心となる。第2回で用いられている技法についてみてみると、第1回と同様の非言語的行動とクライエントの見方を肯定する技法の「うなずき」、クライエントの非言語的行動に注目することが用いられている。カウンセリングの実際で下線の部分のように妻と娘などの家族との関係性を用いることにより、さらにうまくいっていることが増幅されたと考えられる。また、Cl12で「思いつかない」と述べたあとにすぐ次に言葉を発するのではなくC氏が考える時間を持つために沈黙の活用を用いている。

その結果、「俳句の練習をする……」ということがらが引き出された。Co21は今後の断酒継続に活用できる方法の提

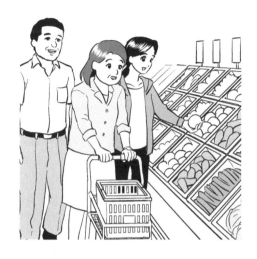

示を行っている。Co26 では面接の終了についての問いかけをしている。

このように筆者から積極的な提示や問いかけを用いたのは2回のカウンセリングを通して在院日数2週間強の急性期病棟での身体的ケアは終了しており、C氏が自らうまくいっていることを見つけだし、変化をしているので退院でのフォローアップに切りかえることができると判断したためである。

Co26 の問いかけは、Cl26 での「女房と娘が……話したい」という入院中の面接の終了とその後のフォローアップについて自己決定を促すものであったといえる。

第2回カウンセリングにおいてはC氏自身が既にうまく

いっていることを自ら探し出しており、特に家族との関係性のコンプリメントを活用することによりうまくいっていることを増幅したり、うまくいっていることを引き出したと考えられる。

文　献

1) 白倉克之，澤山透：アルコール関連疾患をめぐって，アルコール医療入門（白倉克之，他編），p 1 ～ 5，新興医学出版社，2001
2) Dejong, P., Berg, I. S. 著，玉真慎子，住谷祐子監訳：解決のための面接技法ソリューション・フォーカスト・アプローチの手引き，金剛出版，1998
3) WHO 編，融道男，他監訳：ICD-10 精神および行動の障害・臨床記述と診断のガイドライン，医学書院，1993
4) 猪野亜朗：アルコール性臓器障害と依存症の治療マニュアル・急増する飲酒問題への正しい対処法，星和書店，1996
5) Stuart, G. W., Sundeen, S. J. 著，樋口康子他訳：新臨床看護学大系精神看護学Ⅰ，p643 ～ 656，医学書院，1986

Case 9 アルコール依存症者の妻に対するカウンセリング

大谷 恵

はじめに

アルコール専門治療機関や断酒会入会者についてのアルコール依存症者の生命予後に関する研究は多く行われている[1)～4)]が、アルコール依存症者の平均死亡年齢は51歳であり、我が国の平均余命より20年以上も短命である。アルコール依存症者の死因の上位3つは肝硬変、心不全、不慮の事故であり、入退院を繰り返し、それにつれて臓器障害が悪化し、死に至るという経過をとる患者が多いのが現状である。また、アルコール依存症の症状の一つである「飲酒欲求の抑制障害」のために断酒をしていても再飲酒してしまい、その結果外来受診しなくなり、治療の機会を得られず、死に至るケースも多い。

さらに、専門治療病棟退院後、外来通院するか否かは患者・家族にかかっており、退院後のフォローアップは外来通院していれば可能であるが、外来通院を中断した場合、フォローアップが難しいのが現状である。アルコール依存症者にとって退院後の生活は入院生活のようにアルコールから遠ざかった、守られた環境ではなく、アルコールが身近にある環境であり、そのような生活の場で断酒を継続する必要がある。アルコール依存症は長年の飲酒習慣から生まれた病気であり、患者は日常のさまざまな場面で酒を利用してきた。そのため、感情や行動をコントロールするには酒が必要だという考えを持ちやすく、日々の生活の中で起こる出来事に対する感

情や行動を処理するために飲酒をするというパターンを持っている。退院後の生活はアルコールが身近にあるためにこのパターンが生じやすい状況であるといえる。

つまり、アルコール依存症者は常に「再飲酒→再発」の潜在的な危機状態にあり、危機状態に陥ったり、危機が起こる危険性が高くなった場合、危機介入が必要となると考えるのが妥当であろう。

また、アルコール依存症者の家族は患者の飲酒問題に巻き込まれ、傷つき悩んでいる。猪野はアルコール依存症者の妻のタイプを8つのタイプに分け、妻は現実にはその複数のタイプを併せ持っていることが多いことを示唆している[5]。妻をはじめとした家族は不健康な状態にあり、専門的な援助が必要である。そして、家族がアルコール依存症について学んだり、患者との関わり方を変化させることで、患者の治療が始まったり、治療が促進されることもある。

以上の点から、今回、入院中のアルコール依存症者とその妻を対象としたカウンセリングを実施し、対象者の退院後にも生活を支えるという視点から家庭訪問による夫婦カウンセリングを実施した。本稿では、アルコール依存症者の妻に対する支援について、アルコール依存症者と妻に対する夫婦カウンセリングの過程を通して振り返る。

カウンセリングの実際

1．ケース紹介

　D氏（以下、IPとする）は50歳代半ばの男性でアルコール依存症と診断されている。IPは、30歳代後半から、内科病院に肝障害のため入退院を繰り返し、入院中隠れ飲み、退院後すぐ飲酒していた。40歳を過ぎる頃になると飲酒を止めると幻覚が生じるようになった。その頃から生活保護を受給し始めた。数年前より関東地方に移住し、X年2月に私立単科精神科病院のアルコール専門病棟に入院し、同年5月に退院した。退院後、30分ほどで飲酒した。食事はとれていたが、歩行障害が出現しおり、排泄は妻が介助していた。退院後の第1回目の外来は予約日より遅れて受診し、その後中断した。

　同年6月、入院しようと思い立ち、妻に付き添われて外来受診し、アルコール専門治療病棟への2回目の入院となった。入院後数日は妻が付き添っていた。

　妻は60歳半ばで、IPも妻も離婚歴があり、7年前に再婚し、現在ふたり暮らしである。IPがはじめてアルコール専門病棟に入院した際、家族教育プログラム、家族ミーティングに参加しなかった。IPの入院中、妻は週1、2回を面会のため来院し、ほとんど終日在院している。

2．カウンセリングの経過

夫婦カウンセリングは2週間に1回主治医をはじめとした医療チームと連携を図りながら筆者が実施した。アルコール依存症患者は常に潜在的な危機状態にあり、危機状態に陥ったり、危機が起こる危険性が高くなった場合、危機介入が必要となる。そのときには、電話による面接、医療チームとの強固な連携を行った。

1）カウンセリング1回目から2回目

2回目までのカウンセリングはIPの入院中に行った。初回カウンセリングはIPと妻の目標の共有化、退院後の生活の具体的なイメージの共有化を目的に実施した。筆者は「これからどうなるといいでしょう」と二人の顔を見ながら言うと、IPは「女房は思っていることを腹を割って話してほしい」、妻は「お父さんに幸せになってほしい」と順番に述べた。筆者は互いに相手のことを心から考えていることに感心すると賞賛した。さらに二人にとって幸せのイメージを尋ねた。IPと妻双方から「安心した楽しい生活」のイメージが語られた。筆者は時々うなずきながら聴いた。IPと妻は筆者に退院後には病院近くに転居することを話した。第2回では筆者はこれから考えられる困りごとについて尋ねた。二人は顔を見合わせて、「なにもない、このまま面接で見つけたこと、うまくいっていることを続けていけるようにしたい」と語った。筆者はうなずき、さらに「今いい状態に見えるけど、何がこんなによくさせているんでしょう」と尋ねた。「断酒し

ていること」「人の話を聞くようになったこと」「お互いに言いたいことを素直に言うようになったこと」だと、笑顔でときに顔を見合わせながら二人は語った。筆者はうなずき、是非このことを続けていってほしいと伝えた。2回目のカウンセリングの3日後、IPは退院となった。

2）カウンセリング3回目から5回目

3回目からは家庭訪問を2週間に1回実施した。夫婦カウンセリングの方向性として、①入院中にイメージしていた退院後の生活と今現在の生活との違いを話し合い、うまくいっていることと、困ったことを明確化する、②うまくいっていることの継続を促し、困ってことへの対処を発見する、③外来受診のようす、感じたこと、思ったことの表現を促すこと、とした。

第3回にIPは耳の腫瘍切除のために総合病院耳鼻科を受診する予定で「大丈夫だ、一人で行ける」と妻に言い、妻は「大丈夫だといわれても心配。ついていく」とIPに言った。IPは「大丈夫なんだから」と少し強い口調で妻に言った。筆者は「奥様はIPさんの耳のことが心配なんですね」と二人に向かって語った。IPは妻に向かってにこりとした。退院後は定期的に二人で外来通院をしていたが、第4回目のカウンセリング後に外来受診をしてから中断した。

第5回では、IPが「すみません、飲んじゃいました」「朝は飲んでません」と述べた。筆者はどうやってやめられた

のか尋ねた。IPは「女房に怒られたんです」と妻を指さし、妻を見た。妻は「ほんとに意志が弱いんだから」と少し強い口調で言うと、IPは妻にげんこつを向けて少し硬い表情になった。筆者は二人に向かって「夜飲んでいて、奥様に怒られて、酒をやめられたんですね」と伝えた。IPが「本当は先生の外来だったんですが、会わせる顔がなくて……」というと、妻は「朝は止めたんだから外来に行ってきなさいって言ったのに」とIPを睨んだ。IPは飲酒をして会わせる顔がない、妻は以前の飲酒のエピソードやIPの意気地のなさをくり返した。

　筆者は一人が話しているときもう一人のようすを見ながら、「話を元に戻しますが、いいですか」と伝えた。二人は

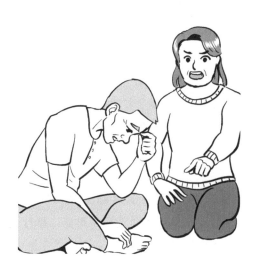

はっとした表情で「ああそうじゃった」と苦笑いした。筆者が飲酒した日は何がいつもと違ったのかを尋ねると、IPは「耳の腫瘍を切ると耳が半分なくなってしまう」「手術することが恐いんです」「女房は手術しろって」とおどおどした表情で述べた。妻は「これ以上大きくなると耳を全部切り取らなくちゃいけんけん、今取った方がいいと思って」と強い口調でIPに向かって言った。筆者は二人の顔を見ながら、「IPさんは手術をすること、そして手術後外見が変わることが不安なんですね」「奥様はこのまま腫瘍が大きくなることで受ける不快さをなくしてあげたいと思っているんですね」と二人の考えを要約した。

IPは体調の悪さを語り、妻はIPの体調を気遣った。筆者はうなずき、今日飲酒を止めた後どのように過ごしたのか尋ねた。IPは「女房に髭を剃ったり、洗面したらって言われて、自分で洗面して髭剃りをした」、妻は「育てている豆が大きくなってきたんですよ」と述べ、だんだん明るい表情になった。筆者が二人が今よい顔をしていることを伝えると、妻が「二人でまた頑張ってやっていこうね」と言い、IPと顔を見合わせ、にこりとした。

3）カウンセリング6回目から11回目（電話による危機介入）

5回目の翌日から筆者は再飲酒が再発に移行しないために、①崩れ落ちない（なんとかやっていこうと思う）、②妻が外来受に行く、③IPが外来に行くことを目標に危機介入

として毎日夕方20分程度電話をした。

1日目、妻が「今お父さんは眠っている」「体調が悪いことは心配」と話した。筆者は妻の心配を受けとめ、翌日の外来受診を勧めた。妻は「とにかく明日はお父さんを連れて行きます」と述べた。

2日目、IPは「ほんとに情けない、食欲がなくて」「こんな状態では先生に会わす顔がない」「体がよくなったら、外来に行こうと思っていますが、こんな状態が続くなら、ずっと行けないし……」と元気がない口調で話した。筆者は今辛い状況であること、外来受診についてのIPの考えを受けとめた。そして、IPの体が心配であることを伝え、妻が外来受診する方法を提案した。IPは「ああ、女房に行ってもらいます」と妻に電話を代わった。

筆者は妻に外来受診についてのIPの考えを伝え、IPの体調が戻らなければ、妻が外来で今の状態を相談するのはどうかと提案した。妻は「ああ、そうですね。そうしますわ」と明るい声になった。

3日目、IPは「今回、自分が手術のことが心配で、酒に手をつけてしまうくらい弱いんだってことがわかりました」と述べた。筆者は「今回の飲酒をきっかけに重要なことに気づきましたね」と賞賛した。IPは「止めるってことにしたのに止められない、そんな自分が情けなくて、先生のところに行けない」と述べた。

4日目、IPは昨日より元気な声で「明日外来に行くのは

ちょっとね、体が動いたら行きたい」と外来受診の話をくり返した。筆者はIPに声が少し元気そうに聞こえることを伝え、日常生活の過ごし方について問いかけた。IPは、食事を少しとれるようになり、新聞を見たり、植物を観たりするようになったと話した。筆者は妻にIPが話したことを伝えた。妻は、「二人でいると二人とも黙っていて、お父さんが何を考えているかわからない。今話してもらってそう考えてるんだなってわかった」「こうして話をすると気持ちがすっきりして、なんとかやっていこうと思える」と述べた。

 5日目、妻は「今日病院に一人で行って来ました」「先生に叱られました、私が（酒を）買ってきたらあかんって」「先生、看護師さんと話をして胸のつかえがとれました」と語った。筆者は妻が外来に行ってきたことを賞賛した。妻は今度IPが入院になったら、自分は付き添わず看護師に頼むことにすると話した。筆者は「よい考えだと思います」と伝えた。

 6日目、IPは「酒を止めると言ったのに止められない、外来に行って会わせる顔がない」と述べた。筆者は飲酒のパターンに気づけたので今回の飲酒のことはこれで終わりにして今まで通り外来を受診することがよいと考えていることを伝え、飼い猫のことについて尋ねた。IPは明るい声になって飼い猫の世話や豆の生長について語った。妻は「PSWのMさんにも怒られました、私が酒を買って与えたらいけんって」「ほんとに皆さんに怒られてばかりで情けのうて」と語った。外来受診をしてIPに酒を買い与えることはいけないこ

とがわかったので、今回の飲酒のことはこれで終わりにして、これからの生活のことを考えるのはどうかと、筆者の考えを伝えた。妻は「ほんとに怒られたけど、いい勉強になった」「これからなんとかやっていきたい」と語った。

7日目、IPは妻とともに外来受診した。

4) カウンセリング12回目

第12回目では、日常移り変わる危機を乗り越える力を自己発揮していくために、依存症者は日常のちょっとした変化に弱く、再発の危機に陥りやすいことを伝える、そして、①今回の再飲酒→再発の危機をどのように乗り切ったのか、②現在あるソーシャルサポートネットワークとそれを維持・拡大するための方法の明確化を行う、③うまくいっていることと、困ったことの明確化により、うまくいっていることの継続、困ったことへの対処の発見する、④外来受診のようす、感じたこと、思ったことの表現を促すことを目標とした。

カウンセリングの実際（IP、妻および筆者（以下Coとする）の後の数字はカウンセリングの逐語録番号である）

（前略）

IP3 あれから、（外来に）1日と今日と2回行ってきました。

妻4 二人で外来に行ってから次の日、私疲れてしまって寝込んじゃったんです。何もする気力がなくなって

しまって、うつっていうんですか、そんな感じだったんです。(うつむきがち)

Co.5 今回のことでは、ホントに奥様はよく頑張りましたね。その反動でとてもお疲れになったんでしょうね。

妻5 そうなんですよ。ホントに大変でしたから。どうしていいかわからなかった。(少し顔を上げる)

Co.5 (二人の顔を見ながら) 今回飲酒をしてそれを乗り越えることはとても大変だったと思います。よくお二人でやってきましたね。

妻6 (まっすぐ顔を向けうなずく)

IP4 (少しうつむいて苦笑いし) ホントに入院することなく、今こうしていられるんは嬉しい。ホントに大変でした。女房と二人でなんとかやっていきます。(妻の方を向く)

妻7 お父さん、頑張っていこうね。(IPの方を向く。にこりとしている)

＜IPと妻は外来受診のようすを話す。筆者はときどきうなずき、二人の顔を見ながら聴く＞

(中略)

妻18 お父さんがやっと口座を作ってくれたんですよ。今までお願いしますねって何度も言ったのに全然してくれなかった。今日やっとしてくれて……。

Co.16 奥様はこのようにおっしゃっていますが、IPさんはいかがですか。

IP19 ホントに女房には苦労をかけたと思います。

Co.17 （うなずく）さて、今回は飲酒をして酒をやめて、この苦しい状況を乗り越えることができましたね。どんなことが乗り越えるのに役立ちましたか。（二人に向かって）

IP20 女房が寂しい顔をしたり、泣き顔を見せたりするのが辛かった。ホントは女房の笑顔が大好きなんで、女房の笑顔がみたいと思いました。女房の笑顔をみるには酒をやめることだと思いました。

Co.18 IPさんは奥様の笑顔がみたいという気持ちが励みになったのですね。奥様はいかがですか。

妻19 そうですね、やっぱり、今回のことでいろいろと勉強しました。専門の病院に入院して、二人で勉強する機会があったのに勉強してこなかった……今回は苦しかったけど、勉強になりました。

Co.19 どんなことが今回の苦しい状況を乗り越えるのに役立ちましたか。

IP23 女房の笑顔がみたいんです。話し合ってよかったと思います。

妻20 今まで私は何か心にためると、我慢して我慢して、爆発していました。でも心にためず、真剣に気持ちを話そうと思いました。そうしたらお父さんが分かってくれた……嬉しい……。

（後略）

カウンセリング過程の振り返り

1．夫婦カウンセリングにおけるカウンセラーの役割

　夫婦カウンセリング開始当初、IPは「女房は思っていることを，腹を割って話して欲しい」、妻は「お父さんに幸せになって欲しい」と述べていた。退院後の生活のイメージを明確にするためにそれぞれが持っている長所や過去・現在の経験を引き出すように援助した。その結果、二人はともに「安心した楽しい生活」を送りたいこと、その生活のイメージを夫と妻双方が具体的に語り、二人で生活のイメージを組み立てることができた。

　夫婦カウンセリングは夫婦間の相互理解、コミュニケーション、人生の目標の共有を目標とする。カウンセリング場面ではIPが一方的に話したり、IPと妻双方がグチを語ったり、相手を攻撃するような言動をしたり、というような状況が生じることがあった。そのような状況、特に総合病院受診前や再飲酒後のカウンセリングでは、二人の顔を見ながら話す、どちらかが話しすぎるとき話していない方のようすを観察する、一旦話の区切りがついたところで話していない相手に視線を向ける、一方が話したあと「～さんいかがですか」と問いかける、話を元に戻す、それぞれの思いや感じを受け止める、要約する、一方に肩入れしない、という技術を用いることにより、「いつもは話をしているとついけんかしてしまうことがあるので、今日はじっくり話せた」という実感を

IPと妻が得られ、ふたりの建設的な話し合いを促進することができたと考えられる。さらに再飲酒による辛い時期をどのように乗り越えたかについて「二人で真剣に話し合った」と述べたことから、カウンセリングの場面だけでなく、日々の生活の中でも二人の建設的な話し合いを促進したと考えられる。また、「一方に肩入れしない」という技術は二人の間で中立を守ることになり、特に重要な技術である。妻がIPの飲酒問題に巻き込まれているので、妻の辛さに心が動いてしまうことが心配であった。妻に肩入れしていることは言語的メッセージを発しなくても、非言語的メッセージでIPに伝わり、IPと妻の間での葛藤を強めることにつながるので、妻に肩入れしやすい自分自身に気づき、面接前後の振り返りだけでなく、面接中も常に自己を振り返り、中立を守ることに配慮した。その結果、IPと妻双方が受け入れられているという安心感を得て、それぞれが持っている健康的な面を発揮したり、相手の健康的な面に気づいたりすることができた。つまり、夫婦カウンセリングの技法を用いることはIPと妻が話すことができ、聴いてもらうことができるということが実感できる雰囲気を作り、カウンセラーが会話のファシリテーターとなることであるといえる。

2．妻を支援することの意義

　IPの再飲酒→再発の危機を乗り越える経過を通して、妻は危機を乗り越える上で頑張り、アルコール依存症者に対す

る関わり方について知るという大変な経験をした。そのため、妻は、寝込んでしまい、うつ的な気分になったといえる。12回目の最初、妻はうつむいて視線を合わせなかった。これは疲労が続いていること、自分が頑張ってきたことを筆者、IPに認めて欲しいという思いがあったためではないか。Co 5, 6で頑張ってきたことを認め、ねぎらいの気持ちを伝えたことで妻は顔を上げ笑顔が増え、カウンセリングの振り返りでも話をしてよかったという発言がみられた。このことから、妻の疲労は十分には回復していないが、12回目のカウンセリングは妻の疲労回復、自尊感情を高める上で有効だったといえる。また、危機を乗り越えたことについて、どのようなことが役に立ったのかを妻は洞察ができたが、IPには援助

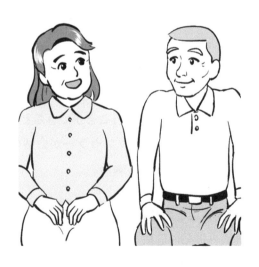

が必要であったことから、本ケースではIPと妻の回復過程において、妻が先に変化しているといえる。アルコール依存症者では、本人と家族が同時に変化するより、片方が変化をすることによりもう一方が変化をすることが多い。つまり、妻の支援をすることにより、妻の変化が促進され、IPも変化をしていくと考えられる。さらに、二人の変化の過程をアセスメントしながら、互いが変化がよい影響を及ぼすように関わっていくことが重要である。

文献

1) 猪野亜朗：アルコール性臓器障害と依存症の治療マニュアル・急増する飲酒問題への正しい対処法，星和書店，1996
2) 猪野亜朗：アルコール依存症の短期予後と長期予後―断酒会員の追跡調査から―，精神神経学雑誌 93(5)，335-359，1991
3) 鈴木康夫：アル者の予後に関する多面的研究，精神神経学雑誌 84，243-261，1982
4) 日山興彦：アルコール依存症の死因，アルコール依存と薬物 18(4)，1983
5) 前掲1)
6) 山勢博彰：危機理論と危機モデル，ハートナーシング 14(10)，969-973，2001
7) 白倉克之，澤山透：アルコール関連疾患をめぐって，アルコール医療入門（白倉克之，他編），1-5，新興医学出版社，2001
8) Dejong, P., Berg, I. S. 著，玉真慎子，住谷祐子監訳：解決のための面接技法ソリューション・フォーカスト・アプローチの手引き，金剛出版，1998
9) 佐藤悦子：夫婦療法・二者関係の心理と病理，金剛出版，1999

10) O'Leary, C. J. 著,岡堂哲雄監訳:カップルと家族のカウンセリング・パーソン・センタード・アプローチ,金剛出版,2002
11) Barker, P. 著,中村伸一,他監訳:家族療法の基礎,金剛出版,1993

対人恐怖を訴える
青年期女性への
カウンセリング

北島 謙吾

はじめに

カウンセリングは、その概念枠や理論背景、クライエントの特質によって様々であり、そのアプローチは400種類以上にのぼると見積もられているが、初心の看護カウンセラーは先ず人間中心療法（C. Rogers）に精通することが望ましいといわれている[1]。

『人間関係の看護論』（H. E. Peplau, 1952）において、看護におけるカウンセリングは患者の現在の体験を別個のものとせず、今までの人生体験に統合するよう患者の自覚を促し、今自分に何が起こっているかをよく理解できるよう援助するものとされる[2]。

我が国の看護に受容や共感的理解といった用語が用いられるようになったのは、C. Rogersの来談者中心療法、後の人間中心療法が導入され、看護の教科書に紹介されたためであろう[3]。そして、現在では看護カウンセリングといった書籍も発刊され[4]、看護においてカウンセリングの果たす役割はますます重要になってきたと思われる。

看護カウンセリング論・最終章では、対人恐怖を訴える青年期女性クライエントに対し筆者が約9カ月間カウンセリングを行った過程を紹介したいと思う。対人恐怖のクライエントへの援助としては、症状にとらわれることなく「あるがまま」の自分を受け入れられることが目標で、心理分析にはしり、それにもとずく自己変革を無理に押し進めるようなこと

は論外とされる[5]。このようにクライエントの訴えを傾聴することを通して、共感的理解を伝えたり適宜感情を反映させ、クライエントが自ら自分の状態に気づけるよう援助することがカウンセリングの基本姿勢といえよう。

本稿でも繰り返し取り上げた、積極的傾聴、感情の反映や明確化といった姿勢や技法を身につけることは、看護援助を行う上で有用であることが広く知られてきた[1]。そのような姿勢や技法を身につけるためには、然るべき指導者（スーパーバイザー）のもとで訓練を積み、自己研鑽をはかる必要があろう。本カウンセリングにおいても、女性カウンセリングを中心に長年活動されたスーパーバイザーから毎回指導を受け、クライエントおよび筆者自身の不一致に度々気付かされ、自己のカウンセリングの未熟さを知ると共に振り返りの大切さを学ぶことができた。そこで、本事例を通して読者の皆様と共にカウンセリングの過程を振り返り、更に学びが深められたら幸いである。

カウンセリングの実際
1．ケース紹介

クライエント（以下 Cl と略す）は、20代後半の女性で保母（就職後2年半）をしている。主訴は「職場の会議で、先輩・同僚を前にして何も言えないで恐怖に感ずる」という。家族背景は現在両親と同居し、弟は大学生で他県に下宿している。

父はかつて職場でトラブルを起こし何度も転職を繰り返し、

現在は個人で建築を請負っている。Clの父親像は、家族に暴力的で、酔っぱらうと何をするかわからない程恐いため、皆口応えできない存在。良い面は何も見いだせないという。Clは保母をしながら、早朝父の仕事の手伝いもさせられているという。

母は専業主婦で、父とは絶えず喧嘩をし、昔から暴力を振るわれ脅(おび)えていた。Clには些細なことでも口うるさく小言をいう。母親像としては、ワンマンな恐い父と結婚した可哀想な人、普段は小言をいうが困ったときは父の代理で泣きついてくる人。

弟は、父の八つ当たりの対象から外れた存在で、「父の仕事を次ぐのは絶対に嫌」とあえて家を出ていった幸運な存在という。

2．カウンセリング過程
(1) 第1回から第11回まで（信頼関係形成の時期）

要約：Clは、職場（保育所）での人間関係について、最近の出来事や辛い思いを切々と訴えた。特に同僚、先輩を交えた会議では何も言えずに「恐怖」であると訴える。

また、先輩の保母から仕事をこなせていないと指摘され、要領の悪い自分に対して自己嫌悪に陥ると告白する。保母のことをもっと勉強したいと思う反面、保母には向いていないのではないかと矛盾した思いもあるという。

カウンセラー（以下 Co. と略す）は、子どもが唯一なついてくれているというClの言葉を受けて、職場で子どもたち

によってClは支えられて仕事をしている事を伝えた。それ以降、Clは家族について語り、特に父親との関係を幼児期にさかのぼって辛い体験を切々と語り始めた。Coは、Clの辛い思いを共感的に傾聴して言葉をかけた。

　Clは母親が父から殴られる現場をずっと目撃し、Cl自身も同様の体験をしてきたという。4歳の時、酔った父親に抱えられたまま階段から転げ落ちて頭に怪我をし、酔っぱらった父が恐かった事、また、水を恐がっていたClを大人用プールに突き落とし、父だけ帰ってしまったことを泣きながら話す。そのような状況の中、小さい頃から父の顔色をうかがって何も言えなかったのが辛かったと訴えた。小学校でいじめられても、誰にも言えずに過ごしてきたと語った。

第2回カウンセリング（CoおよびClの後の数はカウンセリングの逐語録番号）

Co.43　今、ご自分を振り返られているんですね。どんなお気持ちがわいてきますか。

Cl.43　まー、自己嫌悪ですね。（泣く）

Co.44　辛かったんですね。気持ちが揺れている様子が伝わってきます。

Cl.44　（沈黙　約10秒）保母の勉強をもっともっとしようと思う反面、自分は保母に向いていないのかという矛盾したところあるんです。

Co.45　自分の両面に気付いているんですね。うーん、Clさ

ん2年半保母をやってこられた。何とかやり過ごしてこられた実績ってどうでしょうか。

Cl.45 まー、今3年目に入ろうとしていて、確かに子どもがなついてくれているってことあるんです。

Co.46 Clさんの仕事を子どもたちが支えてくれて、なついてくれているってことありますね。

Cl.46 子どもが、それだけ寄ってきてくれなかったらやってこれなかったでしょうね。

Co.47 子供さんが支えとなって、ここまでやってこれたんですね。

Cl.47 ええ。

第7回カウンセリング

Cl.44 弟なんかあまり手を上げられた事ないだろうけど、私だけ手を上げられた口だし。それで、母親に手を上げるところなんかもずっと見てきているから。

Co..45 うーん。辛い思いで見てたんだね。

（中略）

Cl.48 小さい頃受けた傷っていうのは思い出せるというか、思い出すんです。回りが常に気をつかって、言葉選んでいかなあかんていうか、辛かったですね。

Co..49 子どもなりに気をつかって、言葉選んでたんですね。

Cl.49 うん。学校でいじめられても誰にも言えなかった。4歳ぐらいのことですけど、父が酔っぱらって団地

の階段から私を抱えたまま転んで、牛乳瓶に頭を突っ込んで包帯でグルグル巻きになったことがありました。そんなぐでんぐでんに酔っぱらって正体を失った父が恐かった。

Co.50 恐かったんだね。痛かったろうね。

Cl.50 正体を失った父が恐くて、包帯巻いて保育所行っても誰にもこんなん父親にされたと言えなかった。

Co.51 小さい頃、そこまで気をつかわなければならなかったんですね。つらい状況をよく耐えてきましたね。

(2) 第12回から26回まで(自己肯定の時期)

要約:Clは職場の状況について近況を話した後、妻子のある異性との付き合いについて、「一番しんどかった時期」という表現で語りだした。妻子のある男性から付き合って欲しいと言われ、Clは自分が不倫の相手をするような女に見られたことが「すごくショック」だったと訴えた。

ところが、Clは「1回ぐらいのめり込んでもいいかな」と思って付き合い始めたという。たまたま、その異性の家の近くの公園を通りかかったところ、子どもと楽しそうに遊んでいる姿に遭遇してから「ショックはショックだけど、きれいさっぱり忘れようと思った」と語る。しかし、さらにカウンセリングを重ねるにつれ異性への気持ちは揺れていることが明かされた。

Coが、職場の事以外にもっとしんどいことを抱えていた

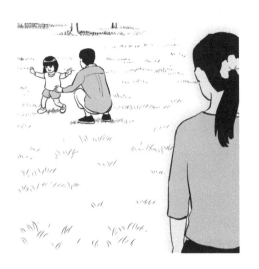

事を話せなくて本当につらかっただろうとフィードバックすると、Cl は「こんだけ言えたからホッとした」と笑顔を見せ、以前は差し出したお茶には全く手を付けなかったが、飲み始める様になった。

　こういった異性との関係を振り返り、Cl は「元々もてるタイプじゃないし、最初からハンデを背負っているのはしんどい」と自己を過小評価し、また、小学生の頃はブスだといじめられたことを訴えた。また、母から父の苦労話をさんざん聞かされ、「そんな結婚ならせんほうがまし」と思ってきたという。その一方で、Cl 自身その異性から受けとめられているという思いがあり、安定出来て落ち着けるため別れる決断が出来ずにいるという。

Coは、Clの決断できずに揺れ動いている気持ちを受け入れたいことを伝え、また、Clが自ら決断したことに対しては支えたいという気持ちを伝えたところ、Clから「救いになる」「立ち直れるかなと感じた」と語ってきた。

第12回カウンセリング

Cl.14　今まで職場のこと、親のことを割といっぱい聞いてもらって、仕事の方は波があるものの何とか私なりにやり過ごせているんです。父親は、あんな人なんだと少し距離を置けるようになったかなと、自分では思ってます。

（中略）

Cl.28　そうー、一番しんどかった時期ですね。先がどうなるか分からなくて言うに言えなかったんですよ。結局異性関係だけに。

Co.29　本当に大変な時期だったんですね。

Cl.29　去年言えば、楽になったかもしれませんが。もー、話をまとめて言う余裕すらなかった。

Co.30　その時は、幼稚園での先輩との辛いこと、幼い頃のことを聴かせていただきましたね。その裏で、もっとしんどいことを抱えていらっしゃったんですね。

Cl.30　実はー、そうだったんです。

Co.31　話せなくて本当にしんどかったね。

Cl.31　今日ここに来た時、その話は絶対にしなあかんと思っ

てたんです。それで、こんだけ言えたらホッとした（笑顔）。

第24回カウンセリング

Co.61 本当に微妙なとこで揺れている。一方にひとつ移ると、それでまた変わってしまうみたいに揺れている。

Cl.61 そう、今こう言っているけど、一瞬先にはどう変わってるかわからない。

Co.62 そうだね。

Cl.62 私、この話を出すのに悩んだんですよね。一度切った話が又こうなりましたって言うのは。なんちゅう奴やと思われるんじゃないかと。

Co.63 そう、いろいろと悩んで、そのあげくに出してくれたんですね。Clさんが決断したことなら、支えたいなと思います。

Cl.63 今日は楽じゃなかったけど、思ってたよりしんどく感じなかった。私みたいに言いに来れる人は、立ち直れるかなって感じた。本当に、しゃべる事はしんどい作業ですけど、しゃべる事って救いになります。

Co.64 そうですね。自分の事話すってエネルギーのいる、しんどい作業ですね。

Cl.64 そうですね。（Coは）もっと私の言ったことにボンと言われるかと思ったんですけど、受けとめてもらえたようで。

(3) 第27回（終結）

　要約：Clは、「異性との関係を切るべきだけど、切れない」といったアンビバレンツな状態にあったことを語った。Clは以前、自分の感情の揺れに任せてその場で気持ちを表現してきた。

　今回のカウンセリングでは、Clは異性との関係を「簡単な問題であり、切ってしまったらいい」と知的には結論を導き出すが、実際には関係が継続し「切りきれない自分も情けない」と語った。また、異性との関係を振り返る中で、Clの方から現在の関係に「決着をつける時期に来ていると感じる」といった発言がみられ、傾聴していった。Clの言う「情けない自分」も受容できるよう支持的にカウンセリングを進めたところ、Clはその異性を「信頼しきれないという気持ち」が自分の根底にあったことに気付いた。今まで結婚の対象としてその異性を捉え、揺れ動いていたClが、「彼との結婚は全く考えていないし、今は対象となる人がまずいない」と語った。

　同カウンセリング

Cl.53　そろそろ彼との関係が1年なんですね。それで、決着つける時期に来てるんかなって感じがしてるんですよ。

Co.54　Clさんのなかで、1年とか、なにか思われることがあるんですね。

Cl.54 ここって思う、何かきっかけですよね。きっかけがなければねー。

（中略）

Cl.55 はっきり言ったら簡単な問題なんです。切ってしまったらいいんですから。切れない自分も情けないんです。

Co.55 うん。行動に出れないのが情けない。Clさん自身の姿ですね。

Cl.56 ええ、突き詰めて考えてみたら、たとえ結婚って事になっても果たして自分がその人を信じられるかといった時、恐らく信じられないと思うんです。現実に一緒になったら、浮ついた気持ちだけだったら、いつかは冷めるやろなって。

Co.56 Clさん自身、彼を信じられないと気付き、現実的には、これは続かないなって感じた。

Cl.57 そう、彼との結婚は全く考えていないですね。今のところ他に対象となる人もまずいないですし、結婚のことは考えていない。たいがい、この位の年になればね、相手がいなくても目標を設定するんでしょうけどね。結婚は、まだまだ自分のものとして実感がわいてこないですね。

Co.57 それは、Clさんの生き方みたいですね。他人は結婚の目標設定をしても、Clさんは違うって事ですね。

Cl.58 ええ、人は人、自分は自分だと実感できるやり方を

したい。今は彼との仲を切れない、情けない自分も私なんだと認めたい気持ちです。

3．カウンセリング過程の振り返り

以上のカウンセリング過程を振り返ると、信頼関係形成の時期（1回目 - 11回目）、自己受容ないし自己肯定の時期（12回目以降）があったと思われる。当初はClとの関係性を深められることを目標にカウンセリングを進めたところ、職場で辛いと感じる人間関係について切々と語られ、対人関係をそのように感ずるClの過去が打ち明けられた。

すなわち、初めは職場で先輩・同僚との関係を通して「自己の無力感」と「恐怖」が語られ、次第にClの学童期の体験や幼児期の親子関係に話題が及んでいった。その結果、Cl自身誰にも語ることの出来なかった幼児期の辛い体験をCoに打ち明けることが出来た。

幼い頃より父の暴力に脅え、自尊心が絶えず脅かされたことや、口うるさく密着してはいるものの時には泣きつくといったアンビバレントな母との関係が浮かび上がってきた。多くの対人恐怖症のクライエントには、抑圧的で冷たい父と、密着してしかも次第にアンビバレントな様相があらわになる母との関係がその背後にあることが少なくないとされている[6]。

Clが今日まで誰にも表出できなかった、幼児期に父親から受けた恐怖の体験を泣きながらも思い起こしてCoに語っ

たことで、抑圧されていた感情が吐き出されたと考えられた。Clの語る体験に圧倒されながらも傾聴したCoの姿勢は、言語的メッセージのみならず、しぐさや表情を通してClに伝わっていたと思われる。このようなカタルシスの場面をCoが暖かい態度で見守ることは、Clとの信頼関係を形成し、自尊心を高める上で非常に重要なプロセスだと思われる。

次の時期では、Clが自己を肯定し[7]一層自己受容がはかれることを目標にカウンセリングを進めた。Clは、始終自己を否定的に語ってきたため、今まで肯定的に自己を捉える経験が乏しかったと推測されたので、支持的に受容的に関わるようにと考えた。そのため、出来るだけClの気持ちに添い、Clの決断に関しては支えたいというメッセージを絶えず送ってきた。

カウンセリングの経過にしたがって、Clが語る内容は異性とのことに変わってきたが、テーマは常に「自分を肯定的に捉えることが出来ない」という事であった。カウンセリング中、Clの感情は揺れ動いたが、Coはその都度Clの気持ちに添うよう言葉をかけた。

Coは、Clの決断できずに揺れ動いている感情を傾聴し、その場で生じたCoの気持ちも積極的に伝えていった。そういったやりとりのなか、Clが語る内容はとても辛いことと思われたが、そのときどきに「ホッとした」「立ち直れるかな」など肯定的に自己を捉えようとする兆しがうかがえた。

Clは妻子ある異性との関係を、理性的には切るべき問題

として自ら結論を導き出してはいるが、実際には関係が継続しており、気持ちの動揺が続いてきたと思われた。そういった状況のなか、Clが揺れながらも現実的な感覚でこの関係を見つめられるように、CoはClの訴えを傾聴した。

　Coは、Clが決断できずにもがき苦しんでいる状況に添いながらも、絶えず感情の反射を行った[7]。異性との関係は、我々のカウンセリング期間と重複しつつ経過し、その間のCl自身の迷いやそこから見いだされた結論も自分自身のことだと肯定出来るよう支えてきた。そのような経過のもと、27回目のカウンセリングではより一層感情の明確化をはかったところ[8]、弱点を抱えている自分を独自な尊い存在なんだと認め、受け入れるといった、より開かれた境地に

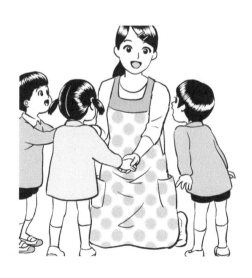

Clが到達しつつあることがうかがわれた。したがって、Coはそのような Cl の雰囲気を感じとってカウンセリングの終結に臨んだといえる。

カウンセリングで Cl が語った内容は、職場の対人関係、幼児期の父子関係、妻子ある異性との関係で、現在と過去を往来しつつ展開してきたが、Co が焦点をあてたのは「今、ここで」生起する感情である。また、対人恐怖を訴えた背景に、幼児期の体験を通して否定的な父親像と自己像が形成され、それが男性像や結婚観にも影響を及ぼしていたと思われた。

本カウンセリングでは、自分の否定的な面も含めて「自分は自分である」と自己を肯定し受容できることを目指し、自己を受け入れる発言が Cl にみられたため終結した。残された課題としては、自己を受容した Cl が自分らしいやり方を見出し、実践することであると考えられる。尚、本稿はこころの看護学第2巻1号, 29-33, 星和書店を修正したものである。

文 献
1) 北島謙吾訳：早川和生監訳；ナーシングインターベンション, 22. カウンセリング, 256-267, 1995
2) H. E. Peplau；InterpersonalRelationsinNursing, 1952；稲田八重子他訳, 人間関係の看護論, 医学書院, 1972
3) 小林富美栄監修：精神看護学, 金芳堂, 42-44, 1980
4) 川野雅資編集：看護カウンセリングの進め方；こころのケア Q&A, JJN スペシャル 57, 医学書院, 1997

5) 高橋俊彦：恐怖症―対人恐怖を中心に，こころの科学 No.1, 62-68, 1985
6) 木村駿：対人恐怖―対人関係の病理，こころの科学 No.12, 100-105, 1987
7) 山下一夫：カウンセリングの知と心，日本評論社，3-21, 1994
8) 白石大介：対人援助技術の実際，カウンセリング技法を中心に，創元社，81-86, 1988

おわりに

　本書では「カウンセリングの役割」から述べ、摂食障害、登校拒否、行為障害、気分障害、抑うつ状態、身体表現性障害、自信喪失、アルコール関連障害、対人恐怖の事例、そして、当事者の家族へのカウンセリング過程を紹介した。

　年齢層は思春期から青年期、成人や老年期、さらに社会生活を送る事例から入院事例迄と広範なカウンセリングによる援助過程を取り上げてきた。この様に看護が対象とする全ての健康レベルの人やその家族に対して、カウンセリング的な援助が今日求められているのである。本書への執筆を通して我々は再度事例を振り返り、また、新たな気づきを得ることが出来た。執筆者を代表して発行の機会が得られたことを感謝致します。

　尚、看護カウンセリング論における各章の内容は、看護実践の科学29巻2号〜29巻13号（2004年2月〜12月）に連載されたものである。

北島　謙吾（きたじま　けんご）

1955年、大阪府生まれ
1979年、千葉大学看護学部卒業
1982年、千葉大学大学院看護学研究科修了
博士（看護学）
カウンセラー適任証（関西カウンセリングセンター）
大阪府立精神医療センター（中宮病院）、
藍野学院短期大学、兵庫県立看護大学、
三重県立看護大学・大学院看護学研究科勤務を経て
現在、京都府立医科大学看護学科・大学院保健看護学研究科教授

著書・訳書
「精神科看護ケアプラン」監訳（医学書院、1999）
「ケーススタディ精神看護診断ガイド」
　　　　　　　共著（廣川書店、2002）
「司法精神看護」共訳（真興交易医書出版、2003）
「精神看護学Ⅰ」共著
　　　　（ヌーヴェルヒロカワ・廣川書店、2006）
「精神保健看護辞典」編著（オーム社、2010）
「看護観察のキーポイントシリーズ精神科Ⅰ」
　　　　　　　共著（中央法規、2011）
「看護管理学」共著（南江堂、2013）、ほか

看護カウンセリング論
　看護師による「カウンセリング事例」集

2017年2月28日初版第一刷発行
2020年4月6日初版第二刷発行

編　者：北島謙吾
著　者：萩　典子、前川早苗、大谷　恵
発行所：ブックウェイ
　〒670-0933　姫路市平野町62
　TEL.079(222)5372　FAX.079(244)1482
　https://bookway.jp
印刷所　小野高速印刷株式会社
©Kengo Kitajima 2017, Printed in Japan
ISBN978-4-86584-215-9

乱丁本・落丁本は送料小社負担でお取り換えいたします。

本書のコピー、スキャン、デジタル化等の無断複製は著作権法上での例外を除き禁じられています。本書を代行業者等の第三者に依頼してスキャンやデジタル化することは、たとえ個人や家庭内の利用でも一切認められておりません。